青木省三
◎精神科外来シリーズ◎

思春期
こころの
いる場所

Shozo Aoki
青木省三

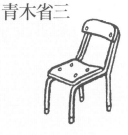

日本評論社

思春期　こころのいる場所・目次

第一章　たまり場

第二章　治療としての旅

第三章　引き継ぐということ

第四章　ベテランという「落とし穴」

第五章　支える人たちの疲労

第六章　生かされて生きる

第七章　柔らかな枠

第八章　おわりに

第一章　たまり場

一　喫茶店で

　ある日、午前中の診察が長引き、遅い昼食を病院の前の喫茶店でとっていると、どやどやと数人の若者のグループが入ってきた。私は、店の奥に座って、本を片手に焼きそばを食べていた。観葉植物などの仕切りに遮られて、その青年たちの顔はよく見えなかったが、自然にもれ聞こえて来る話し声には聞き覚えがあった。

　その日の午後の思春期外来に通院している青年たちである。その中に私の担当している女性もいた。挨拶する時機を失し、ずるずるとその場にいた。「盗み聞きしているみたいでまずいな」とあせったが、彼らの話題はしだいに医者の品定めになっていった。

「○○先生は、待ち時間は長いんだけど、診察はあっという間に終わるのよね。元気にしてる？うんって返事すると、よかったよかった、なんて言ってなんとなく終わりって感じ」

「××先生もそうだよ。にこにこして、大変だなーなんていうけど『結局、ぼつぼつやっていきますか』だろう。いい加減だよね」

「△△先生は、この間なんか、同じことを二回もたずねるんだよ。で、先生それ、いまさっきも聞いたでしょうっていうと、そうだったね、申し訳ない、僕はよく忘れるからなー、なんて言うんだもの」云々。

　私は口の中の焼きそばをうっかりこぼしそうになった。何と驚いたことに、何人かの青年に混じって、私の担当している女性がとつとつとではあるがはっきりと自分の考えや気持ちを話しているのだ。彼女は私の診察室では口数が少なく、気持ちや考えを言語化することがテーマになっていたのである。その彼女が、喫茶店ではちゃんと話している……。

彼女は、高校一年生の時から家庭に引きこもり、その後、毎週一回、私のところに通って来ていた。最初に出会ったとき、彼女がまったく話さなかったので、私は、絵を描いてもらったり、箱庭を造ってもらったりというふうに、非言語的に交流することを試みた。

はじめの一年間は、非常に豊かな絵や箱庭が造られた。ある箱庭では、彼女は一つ一つの人形を手にとってみながら、武器をもっている人間とそれ以外の人間とをていねいに選り分け、箱庭の人形の棚にあるすべての動物たちを使って、武器をもった人間を取り囲ませた。また、人の顔をしたカミナリが小さな家を吹き飛ばしているという絵なども描いた。

それらを、彼女は黙って造り、一言も話さず帰っていった。

やがて、箱庭や描画は平和なものへと変化していった。そのかわり、地面から顔だけをのぞかして外の世界を見ているもぐらや、泣いたり笑ったりしている人の顔が描かれるようになった。

彼女が外の世界に興味をもちはじめていることや、彼女の内面で怒りや喜びなどの感情が動いていることなどが伝わってきた。喉元まで声が出かかっていると感じた。やがて彼女は、診察室の中のさまざまなものに触れ、「これは何？」とたずねたり、自分の買った小物を見せて「〇〇で買ったのよ」と話してくれたりするようになった。

しかし、彼女の気持ちや考えを表現する言葉は出てこなかった。

私は、彼女が少しでも外に出られるようにならないかと考え、習い事やアルバイトを提案し、彼女の考えや気持ちをたずねた。そうすると、彼女は必ず貝のようにじっと黙り、一言も言葉を発しなくなるのであった。

そのうち、描画も診察室の中の振舞いも繰り返しが多くなった。画用紙をわたし、「家と木と人を入れて、何か絵を描いてみて」と言うと、一軒の家の後ろから子どもが外をのぞいている絵が描かれた。だが、その家の扉には一際濃い色で×印が描かれていた。「外に出たい、でも、出られない」という気持ちがひしひしと伝わって来た。

時折、行なった描画では、外をのぞく子どもの数が次第に増え、一〇人以上にもなっていった。子どもが鈴なりという感じだ。しかし、描画の中でも子どもたちは、決して家の前には出てこなかった。

ある時、彼女は親に勧められて習い事に行くことになった。きっと一大決心だったのであろう。その初日、習い事に行こうとした時、駅で倒れて救急病院に運ばれた。それで、その計画は中止となった。

そのような時でも、気持ちや考えを言葉にすることはできなかった。週に一回の病院への通院がほとんど唯一の外出であり、私との外来での交流が家族以外の人間とのほとんど唯一ともいえる接点であった。診察が単調な繰り返しのように思え、これではいけない、何とかしなければ、と思っていた。

そんな彼女の行動の中で、いつも不思議だな、と思っていたことがあった。彼女の診察室を出る時の雰囲気には一種独特なものがあったのだ。笑っているような困っているような曖昧な表情を浮かべ、もじもじしながら退室するのである。「さようなら」とは言わず、私を見ながらゆっくりと頭を下げて出ていく。その時の彼女の気持ちを、私は充分にはわかっていなかった。

それが数年後のある日、一瞬にしてわかった。私が、意を決して英会話の個人レッスンを受け始めたとき、レッスンの終わりに自分自身があの時の彼女と同じ表情をしていることに気づいたのだ。感謝の気持ちや別れの挨拶を英語で伝えたい。しかし、それを表現する英語が思い浮かばない。それに、変な英語だったら恥ずかしいし……、何よりもまして私の頭と身体はカチンカチンになっていて、英語など思い浮かんでもこなかった。結局、Ｇｏｏｄ-ｂｙｅさえ言えず退室した。その時の私の曖昧な表情と態度は彼女とまったく同じだったのである。

私と彼女の関係と、その時のアメリカ人教師と私の関係とは、非常によく似ていたと思う。それだけでなく、私も週一回レッスンに通ったが、英語で表現することは何年にもわたって上達しなかった。これも同じようなものだった。

しかし、彼女の場合には彼女自身に何らの責任はなかった。一方で、私は予習も復習もせず、ただ通っているだけだったから、上達しなかったのは私の責任だ。彼女は少なくとも一生懸命、言葉を模索していた。それが、診察室では長い沈黙になって現われていたのだ。

診察室内で期待されている言葉と、喫茶店で期待されている言葉は異なっている。私は診察室で彼女に、気持ち、そのなかでも特につらい気持ちを言葉にすることを励ましていた。もちろん、そのような言葉が喫茶店で話された訳ではない。

しかしそれにしても、私は真正面から彼女に言葉で表現することを求めすぎていたのかも知れない。言葉は、何か他のことをやっている時、知らず知らずのうちにふっと湧き出て来るもの、行為に伴って気分が乗った時、自然についてくるものなのであろう。診察室の中で湧いてくるよりも、それ以外の場で湧いてくる方がはるかに多いのではないか。

言葉が湧いてくる「場」こそが必要だと思った。

喫茶店の中で、私はいまさら「やあ、こんにちは」と出て行くわけにもいかず、身を縮ませながら、残り少ない焼きそばを一本一本、ゆっくりと食べていった。青年たちの話は辛辣でもあったが、どこか自分の主治医を「まあ、しようがない。可愛いところもあるし、許してあげよう」という暖かい雰囲気で、極端に言えば、「あんな人に惚れてしまった私が馬鹿なのよね」といったどこかで聞いた演歌のせりふのような感じだった。これにも驚かされた。

治療者は青年を「治療」しているつもりでも、青年にとっては、「治療者を許してあげる」という場合であることも少なくないのではないか。治療関係とは、完全無欠な治療者が、欠点をもつ青年を治療するという一方的なものではなく、人間として同じように欠点をもつ治療者が、異なった欠点をもつ青年を援助するというくらいがよいのではないか。

その時に感じたことは、それだけではない。「ほう、○○君と××君が友だちだったんだな」という意外な感じがあった。私なりに細やかに青年の周りの対人関係を見ているつもりでも、気づいていない対人関係が結構あるのだ。

それからというもの、よく注意して見てみると、待合室の青年たちは微妙に交流していることがわかった。一人でポツンと座ってはいるが、ほかの青年との交流を求めている青年も決して少なくない。

青年は、病院を訪れて受付をして、待合室の椅子にすわり、診察の順番がくるのを待ち、診察を受け、会計を済ませて帰って行く。その時間に限っても、治療者に見えているのは、診察室の中にいる短い時間だけなのだ。それ以外の時間（もちろんこちらの方がはるかに長い）をさまざまな顔をして過ごし、さまざまな体験をしていることについては、私たちは意外なほど知らない。

診察時に緊張が強く口数が少ない、家庭に引きこもりがちな青年がいた。質問には短く答えるが、プツリプツリと話が途切れる。話がふくらんでいかず、一問一答でそっけなく終わる。

「何か興味をもっていることは？」

「ありません」

「やってみたいことはないかな？」

「ありません」

「友だちは？」

「……今はありません」というような具合いである。

表情も姿勢も硬く、身体に力が入っており、握りしめた手の中にもぐっしょりと汗をかいている。それでも、青年は毎週、約束した時間にきちんと来院してきた。私にも緊張が伝わり、診察が終わると私の肩と首はひどく凝った。何とか緊張がほぐれないかな、と思っているうちに時間は過ぎて行った。

ある日、青年にたずねてみた。

「君、ここに毎週来るのはつらくないかい？　僕は、君がすごく緊張しているみたいで、来てもらうのが申し訳ないような気がするよ」

その時、青年は次のように答えた。

「僕はこの待合室にいるときが一番ほっとするんです。最近は、家にいても『学校に行きなさい』なんては言われないいんだけれど、家族のみんながいつも僕をじーっとみているようで落ち着かないんです。病院に行くというと、親はいやな顔もせずにお金を出してくれ、行っておいでって言ってもらえて……、だから、ここの待合室にいるときが一番、ほっとするのです。診察は緊張するけど、でも家ほどではないし……」

病院の待合室というのは、味気ないものだ。何か楽しいものがある訳ではない。そんな場を一番安心できる場と感じる青年がいることに私は驚いた。でも、青年にとって待合室は、誰からも脅かされず、胸を張っていることができる唯一の場だったのだ。その時から、待合室の重要性を改めて考えるようになった。

総合病院での思春期外来は、精神科医と青年が診察室で一対一で話す個人心理療法というものが主体になりやすい。しかし、これだけではうまくいかない場合がしばしばある。もちろんこれは私の個人心理療法を行なう力量も大いに関係するのだが、そのうちそれだけではないのではないかと思うようになった。

例えば、診察室と現実社会との間には大きなギャップがある場合がある。心理療法を通して、青年のこころの中で少しずつ現実に何かをやってみようという気持ちが動き始めたとき、すぐにアルバイトや仕事や勉強というと、青年の現実とかけ離れすぎていて、やろうというふんぎりがなかなかつかない。

また、やろうと決意しても、一気に飛び越そうとして飛びきれず、挫折してしまいやすい。診察室と現実社会の間にもっと気軽に試行錯誤できる場があれば、そのギャップを埋めることができるのではないだろうか。そのような場に、待合室はならないだろうか。

通院が半年、一年と長期化するにつれて、診察室の中での青年の言語表現が、逆に少なくなることがある。青年の日常生活が単調な繰り返しになると、診察室での話題に乏しくなるし、青年のこころに湧いてくるイメージや思いなども、枯れてくるように思う。イメージもそれが活発に展開するには、新鮮な現実体験という資源を必要としているのではないだろうか。

安全で安心できる……他の青年と出会える……試行錯誤ができる……、そんな待合室にならないか。待っている間に、元気が出てくる。その後の診察はおまけ、と考える。

二　たまり場をつくった

そんな訳で、思春期外来の一角に青年たちが集まることができる場、「たまり場」をつくろうと思いたった。主治医の面接を待つ間や面接が終わった後に、待合室のようなつもりで気軽に利用してもらおう。大学生のボランティアを募集し、その場の兄貴や姉貴としていてもらおう。

その時、私たちはいくつかのことをとり決めた。

第一に、青年に参加するように軽く声はかけるが、決して強制はしない。軽く誘うのにとどめた。これは、多くの青年がさまざまな形の心理的「強制」を受け、青年の自発性や意志が尊重されてこなかったのではないかと感じていたからである。青年のこころに内発的に動きたいという欲求が芽生えてくるのを大切にし、育みたいと思った。

第二に、いつ来て、いつ帰ってもよい。いやだったら、一回だけでやめてもよい。いつやめてもよい、という気持ちは、きちんと出席しなければならないというような心理的な負担を減らし、たまり場に入るのを気楽なものにするのではないか、と思った。

第三に、たまり場のスケジュールは決めない。「なんとなく、そこにいてお茶を飲むだけでもいいし、何もしなくてもいい。そこにいるだけでいい。もちろん、何かしたいことがあったら大学生の人に言ってみてね」と話した。何かをしなければならない場ではなく、ただいるだけでいい場になればと思った。

個人的には私は、人はただいるだけで価値がある、と信じている。

第四に、暴力だけは絶対にいけない。身体的暴力も言語的暴力も含めて、安全で安心できる場にしたいと考えたからである。

第五に、学生ボランティアの人には病気の説明をしない。学生ボランティアの人が「○○病の青年」というような先入観をもって青年に関わることは、ありのままの青年を見るのにマイナスになると考えたからである。

第六に、たまり場の中で話された会話を私たちが尋ねない。主治医の批評（悪口さえも）が気軽に言えて、それが主治医に伝わらないという場でなければ、自由に話すことはできないだろう。ただし、青年が「死ぬ」というようなことを口にするような緊急の事態を除いてではあるが。即ち、治療者はときどき診察の順番がきた青年を呼びにたまり場を訪れる程度で、普段にたまり場で起こっていることは知らないというような、治療者の目が充分には届かない場にしようと思った。

このようなたまり場を週に半日、思春期外来と平行してオープンしたのである。

しかし、オープンする前には、単純ではあるがなかなか厄介な問題がいくつかあった。

「喧嘩にでもなってけがでもしたら……」

「そもそも、遊戯療法室で、お茶を入れてお菓子を食べるなんて。本来の目的からはずれてるじゃないか」

「何かが起こったらどうするんだ」

厳密に検討すれば、一〇〇パーセントの安全など有り得ない。「もし、〇〇が起こったら、どうするか」と言い出したら切りがない。青年に「場」が必要なのは確かだ。やりながら考えるしかないではないか。私は走り始めることにした。とにかくやりはじめよう。何か起こったら、その都度、検討して行こう。もしもの時は、「場」の最終責任を私がとる。

ささやかな場であるが、「管理」とか「責任」とか言い始めると、とたんに身動きがとれなくなる。すったもんだのあげくのオープンであった。

三　たまり場で起こったこと

こんな経過でオープンしたささやかなたまり場で、いったいどんなことが起こったのだろう。時々、たまり場を客としてのぞいてみると、数人の青年たちがカセットで音楽をかけ、お茶を飲みながらお菓子を食べ、ワイワイと話している。

「これ、来る時、買ったのよ」と小物を見せる。「わー、かわいい……、どこで買ったの」「私も買おうかな」というような会話。その横で、汗をかきながら大まじめにピンポン野球をやっている青年。会話の中にピンポン玉が飛び込む。「わーっ」という歓声。学校の宿題を学生のボランティアの人にみてもらっている青年もいる。

たまり場では、男女一人ずつの学生ボランティアを中心として、六、七人の青年が、時にはばらばらに、時には一緒になって何かしている。もちろん、それを静かにみている青年もいる。そんな感じの場であった。

もちろん、よいことばかりではない。ある女の子を好きになった男の子が、その女の子を独り占めにしようとして、他の男の子を脅したりしたこともあった。その時は私がたまり場の責任者として、たまり場への出入りを差し止めるということもあった。こんなことはそうあったわけではないが。

A君は、がまんするのが苦手な青年だった。思い通りにならないことがあると、すぐに喧嘩したり、やめたりしていた。アルバイトをはじめると、「先生、今度はだいじょうぶ。バッチリ」といった翌日に、些細なことで喧嘩しやめてしまう。

何でも数日でやめてしまうA君に私が「いやなことがあっても続けてやることが大切だよ」とつい説教をすると、険しい顔つきになり、「先生の言うことなんかきかん」と、バッと診察室から飛び出していく。同じようなことが何回も繰り返された。いいときは「だいじょうぶ。楽勝。楽勝」という。そして些細なことで「こんなひどいところ」となってしまう。

ある時から、A君がたまり場に来るようになった。それまで、私はA君に「○○をしてはいけない」「しんどくても続けてがんばろう」などの禁止や激励を言う厳しい役をしていたが、たまり場の学生ボランティアは兄貴、姉貴のように関わってくれた。

来るようになってすぐに、ささいなことで他の青年と喧嘩。「もう、こんなところ二度と来ない」と言う。そのとき、学生ボランティアが本当に長い時間をかけてA君の話を聞いた。A君は途中から泣きはじめ、それまでの悔しかったこと、つらかったことを話しはじめた。A君の長い話を聞き終えた後で、学生ボランティアは「大変だったな。でも、来週も来いよ。待ってるからな」と言った。私も、来て欲しいと祈るような気持ちだった。

そして翌週、A君はたまり場にやってきた。嫌なことがあっても、続けていく、初めての体験だった。一年あまりでたまり場を卒業したA君は、アルバイトを始めた。力仕事であった。そのアルバイトでA君は「おにいちゃん」と呼ぶ兄貴に出会った。そこでも、一度つまずきかけた。「皆がぼくを嫌ってのけものにしている。もう仕事はやめる」と言う。

その時、「おにいちゃん」は「おめえは、なしてそねえなことを言うんじゃ。だあれもそねえなこと思うとるわけねかろうが」（岡山弁）と本気でA君を怒った。そして、A君は再び仕事を続けることができた。今は見違えるほど元気に仕事をしている。そして、我慢強くなった。

このように「兄貴」のような存在に青年が出会うということは、大きな力を持つ。兄貴は青年のもつ価値観（例えば腕力）において青年より勝り、青年のモデルになる存在である。このような兄貴に「かわいがられる」ことで兄貴を信頼し、青年は兄貴のもつ価値観を学んでゆく。

青年にとって魅力的な存在である兄貴、姉貴の役割は非常に大きいものなのだ。A君は、二人の兄貴と何人かの姉貴を持ち、自らの課題を克服していった。青年の心理療法をしていると、よい兄貴、姉貴が欲しいと切実に思う。それに加えて、よいおじさん、おばさんがいればいうことはない。

このような兄貴や姉貴、おじさんやおばさんなどというような人との関係を、笠原嘉《よみし》氏は、「斜めの関係」と呼んだ。親子という関係は、感情的になりやすく利害もからみやすいものである。それに対して、兄貴や姉貴、おじさんやおばさんなどは、あまり感情的にならず、青年に関わることができる。

いい表現がみつからないが、「その子が自分で決めたのなら、それはそれでその子の人生である」と思えるような気楽さがある。それが大切なのだ。「この子が元気にならないと、私も生きていけない」というような思い詰めた感じは、どちらかというと共倒れの思想である。共に倒れては何にもならない。共に生きることを考えなければ……。それには、何か気楽さ、楽天さというようなものが必要になる。

このような斜めの関係を大切にする、見つけ出すことが、青年を援助するときには意味をもってくる。カウンセラーや精神科医も、青年と正面で向かいあった関係だけでなく、この斜めの関係を青年との間にもつことが重要であると思う。

ある時、学生ボランティアに私が叱られたことがあった。

「今日の先生の診察時間は短いんじゃないですか」と学生。

「そうだね……、君の言うとおり。申し訳ないと私も思っているよ。でもね、この部屋（たまり場）にいる時間の方が、診察よりも治療的だと思う時もあるんだよ。君は学生だけど、君の方が私より治療しているって思うこともあるよ。

もちろん、君が治療しようと意識したらよくないけどね。治療しようと思ったらその瞬間に消えてしまう魔法のようなものだから」と私。

「そんなものですかね。何か言い訳じみてるけど」と学生。

私は、本気で言ったつもりである。その学生ボランティアは、その後、卒業して精神科医になった。今は同僚で、相変わらずきついことを言ってくれる。


別の日に、たまり場をのぞくと、一人の学生ボランティアが二階の窓枠から外に出て、木にひっかかったピンポン玉をとろうとしていた。二階といっても結構高さはある。落ちると大怪我をするだろう。この学生ボランティアの後ろに、青年がこわごわとついていこうとしている。

一瞬、私の背筋に冷たいものが走った。学生ボランティアは「まずいな、先生にみつかっちゃった」という感じだ。私はできるだけ冷静に「危ないから、戻っておいで」と言った。ピンポン玉をあきらめ、学生ボランティアが窓の外から、部屋の中に帰って来た。

その日の晩、青年たちが帰った後、私はこの学生ボランティアと話し合った。「あのくらい、大丈夫ですよ」と学生。その言葉の背景には、少し恐いことや危険なことにも、勇気を出して、現実に向けて足を踏み出して欲しい、という学生ボランティアの青年への熱い思いが感じられた。

「君の気持ちはわかるけど、私はこの場の安全が第一と思っている。窓から外に出るのはこれからはやめて欲しい」と話した。

「先生は、慎重だからな……。大丈夫なんだけどな……」と学生ボランティアは言いながら、不承不承、私の意見を受け入れた。

その学生ボランティアと青年たちは、実に遠慮なく荒々しく話していた。敬語などは使わない。「〇〇しろよ！」とか、「遠慮せずに、もっと先生に言いたいこと言えよ」という感じである。この学生ボランティアを青年たちが兄貴のように慕っているのがよく分かった。表現は悪いが、まるで金魚のふんのようについてまわる青年もいた。前述した斜めの関係の兄貴である。

この学生ボランティアは兄貴として、考えるよりも動くことを、完全を求めるよりもほどほどをめざすことを、自分なりの言葉で青年たちに伝えていた。それは、診察室の中で治療者が言うよりも、家の中で親が言うよりも、確実に青年のこころに届いたのである。硬かった青年が、しだいにほぐれ柔らかくなっていくのを見るのは、とてもうれしいことであった。この学生ボランティアも卒業して精神科医になり、今は同僚である。そしてやはり積極的に私を引っ張っていってくれている。

こんなこともあった。ある青年の卒業祝いにたこ焼き大会をしようという話がもちあがったのだ。材料を買ってくるのは誰と誰で、たこ焼き器は誰が持ってきて、と大いに話が盛り上がった。ところが、途中から、「たこ焼きはやめようかと思う」と急に勢いが落ちてきた。誰かが、たこ焼きの煙で煙探知機が鳴ったらどうするのか、部屋にたこ焼きの臭いが染み込んだらどうするのか、などといったらしい。そんなことを本気で心配するなんてまるで、冗談のような話であるが、一時は、もうやめようということになった。

私はそれを聞いて、「卒業祝いは大切なもの。僕はぜひとも君たちが焼いたたこ焼きが食べたい」とだだをこねた。「煙がでたら、その時、考えたらよいではないか」と。学生ボランティアたちだけではなく私にも、どんな些細なことであっても青年が自分たちで思いついたことを、行動にうつして欲しい、という願いがあった。それに私は本当にたこ焼きが食べたかったのだ。

だだをこねたかいがあって、たこ焼き大会は実現した。診察が一段落して行ってみると、大きな皿にポツンと一つたこ焼きが残してあった。

「たこ焼き、難しかったわ」「うまいこととまるうならんのじゃもん」「でも○○君上手だったよね。『××たこ』でバイトできるよ」「そうだ。そうだ……」たこ焼きのソースのにおいと人の熱気と、たこ焼きでおなかいっぱいの顔がくちぐちに話してくれた。心配した煙はほとんどでなかったそうである。

たまり場を利用した青年たちに聞いてみると、たまり場では、目的のないたわいのない話がいくらでもできるということがよかったそうである。これは、昔、女の人たちが井戸端に集まって洗濯をしながらあれこれと話に花を咲かせた井戸端会議や、お好み焼屋や保健室にたむろしてワイワイと親や教師の悪態をついたり、流行の歌やファッションの話をしたことと同じで、それを通して青年は仲間としての連帯感を感じていたのである。

よく話題になるのは、やはり医者の品定めだったらしい。しようがないことだが、青年にとって主治医は一人だから、どうしても自分の主治医を絶対化したり、理想化したり、逆にひどく悪く思ったり、というような極端な判断を抱きやすい。

ところが、このたまり場に参加するようになると、青年たちが各々の主治医のことを話しているのを聞くので、医者にもいろいろあるのだな、医者も普通の人間なんだな、ということがわかってくる。もちろん、がっかりすることもあるかもしれない。でも、このような品定め自体がとても大切なことのように思う。

不安定な青年の人間評価は、しばしば極端なものになりがちである。「あの先生はすごくいい人だ」と言っていたのが、ほんの少し自分の意に添わないことがあれば、「あんなひどい先生はいない」ということになる。

青年にとって、人間は白か黒かのどちらかしかなく灰色がない。まったく善い人間かまったく悪い人間かのどちらかしかない。そんな風に、人への評価、例えば、親や教師、そして主治医の評価が白か黒かで分けられていく。青年は、当初はとても善い人と思い近づいて行くのだが、些細なことをきっかけにとてもひどい人だと思うようになり離れてしまう、ということを繰り返す。0そのため、人間関係は長続きしないものになりやすい。

ところが、品定めをしていると、比較的早いうちに主治医を相対化できるようになる。主治医というのは、いろいろ欠点はあるものの、自分のことを心配してくれている人、という存在になっていく。まさに灰色の人になるのである。

この「灰色の人」、普通の人が自分のことを心配してくれていると感じられるようになることが大切なのだ。そうなると、主治医の助言は絶対的なものにはならず、一人の人生の先輩としての一つの意見として受けとめられるようになる。

また、年齢差のある集団のもつ力も感じるようになった。このたまり場には、小学校の三、四年生の子どもから二〇歳前後までの青年がやってきていたが、この年齢差はしばしばいい方向に働いた。同年齢集団というのは確かに大切なものであるが、ややもするとその関係は競合的になりやすい。

しかし、年齢差のある集団になると、そもそも力の差があるわけだから、競争は起こりにくく、世話をする、されるというようなことが自然に起こってくる。ある高校生は学校の同級生に対してはほとんど話ができなかったが、ここで小学生に冗談を言ったり、たわいのないゲームをしたりしたことから、人付き合いが始まっていった。小学生にしても、同級生とゲームはできなかったが、高校生とだったら負けて当り前という気持ちになって、はじめてゲームをすることができた。それが、ゲームを楽しむことができるようになったきっかけだった。

思春期外来の一角にあるこのたまり場はまったく強制的なものではなく、軽く勧められるのにとどめられるので、多くの青年は行ってみようかどうしようかと迷う。おもしろそうだから、行ってみようか。でも、行って何かたずねられるといやだな、とかいろいろと迷う。でも結局は興味の方が勝って、おそるおそるその部屋をのぞいてみる。私は、この「のぞいてみよう」と決心することが青年には極めて重要なことであると思う。よくわからない未知のところへ足を踏み入れる決心をするということ自体が、大仕事なのだ。

このようなたまり場がいったいどのような場なのか、もう一度考えてみよう。このたまり場は、診察室と現実社会とを橋渡しする中間的空間として働くことがある。一面では、主治医をはじめとするスタッフに護られた空間であるが、もう一面では、人数は少なくとも一つの小さな社会であり、その中に現実社会のさまざまな情報が流れこんでくる空間である。

ある青年は、まるで神社のお札を家の柱に貼るように、私の似顔絵をかいてたまり場の壁に貼り付けたが、それは、このたまり場の性格をよく表わしているように思う。治療者に、遠くから護られている場なのである。

たまり場は青年を支える場になるが、それは○○さんという特定の個人に支えられるのとは大いに異なる。個人に支えられるという場合は、その相手に依存するようになりやすく、ときにはその人にしがみつきたくなることもある。ずっと私の側にいてほしい、というような気持ちにさえなる。このような激しい依存、しがみつきは、支えようとする人に過度の負担を与え、その人が支えきれなくなりやすい。ひとりの人間の力にはおのずと限界がある。

しかし、それが場に対する依存であるとどうであろうか。たまり場はさまざまな人間関係が網の目のように張り巡らされた場であり、網の目が青年を包むようにして支える。もちろん、たまり場の誰かを信頼したり、好きになったりという個人的な関係も魅力ではある。

でも、それはたまり場では、あまりはげしいしがみつきにはなりにくい。いつものメンバーが二、三人来なくてもたまり場はそれほど変わりなく続いて行く。それは、たまり場では、青年が人間関係の網の目に支えられているからだと思う。一人一人の負担は分散されて、それほどでもなくなるのである。

お祭りでお神輿を担いでいる時のように、誰かが疲れて少しの間、力を抜いても、お御輿は頭の上に落ちてはこないのである。

四　子どもの発達とたまり場

子どもたちは、学童期のころから集まって、群れて遊ぶようになる。

一昔前、広場、原っぱ、公園、路地、貸本屋、駄菓子屋など、あらゆるところが子どもたちの遊び場であった。沢木耕太郎が「原っぱには原っぱの法と、年齢や体力による確固とした階級があった。私たちはそこで忍耐とか服従とか反抗とか闘争とかの何であるかを学びはじめたのだ」と述べているように、このような遊び場での集団は、がき大将を頂点とする年齢差のある集団である。また、ここはおとなの目の届かない、子どもたち自身が管理する場でもあった。

しかし近年、このような遊び場が急速に失われてきている。それだけでなく、塾や習い事、クラブなどが増え、子どもたちの自由になる時間が減ってきたことも、この原っぱや広場での遊びを少なくさせていった。集団での遊びは、監督やコーチに指導されるソフトボールやサッカーなどの活動に変

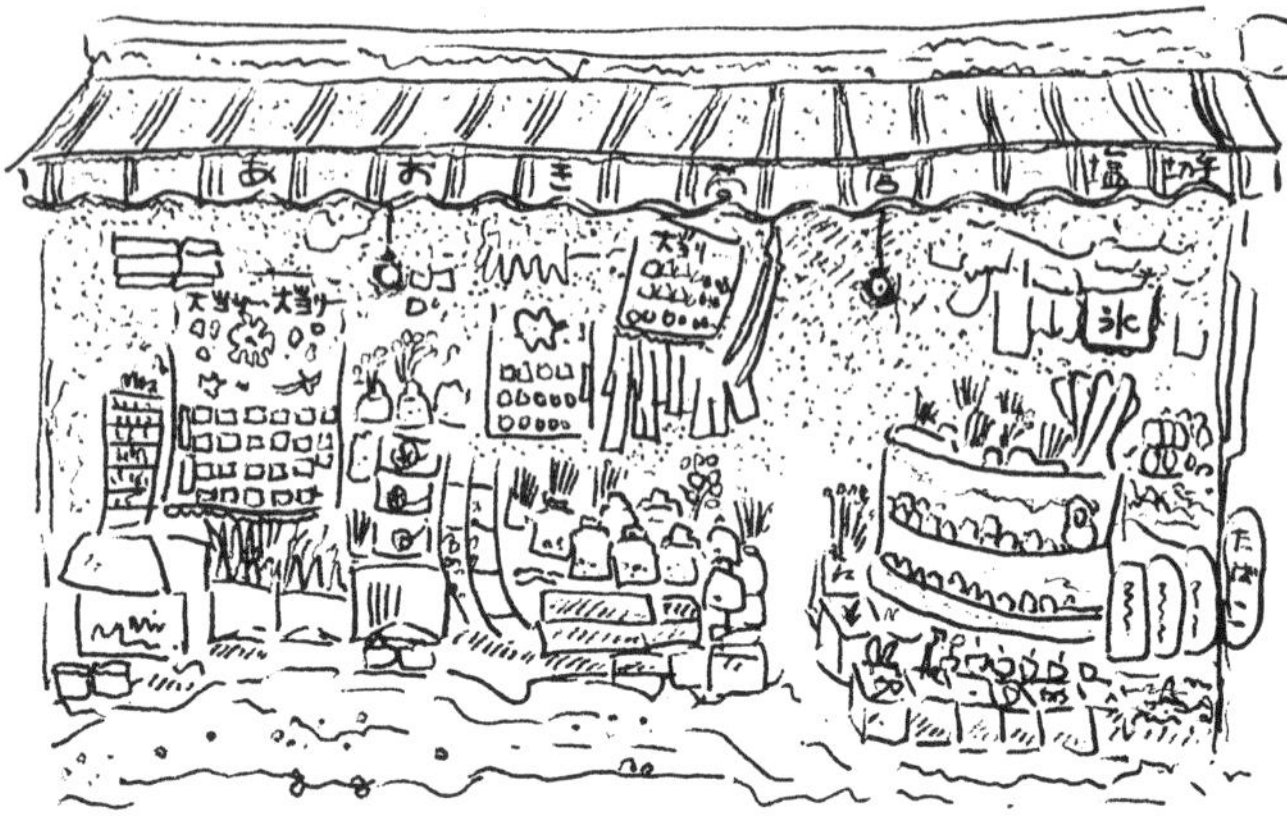

私たちの「たまり場」駄菓子屋

わってきている。

学童期の子どもの場合は、家庭で親に管理されている時間と学校やクラブなどでおとな（先生やコーチ）に管理されている時間が生活の大部分を占め、子どもたち自身が自分の責任で過ごす時間は失われてきているのが現状である。

今は減ったが、駄菓子屋では、あやしげな駄菓子が並んでいた。お金を払い小さなお菓子の袋を板からはぐと、そこには、「はずれ」「あたり」とか書いてあって、板の上の方に貼られている景品をもらうことができる。すべてのお菓子の袋がはぐられたのに、「大あたり」が出ない、というのは子ども心に強烈な経験であったが、それでも「あれ？」と言いながらいっこうに動じないおばさんから、生きることのしたたかさを学んだ。

「あそこで売ってるものは汚いから行ったらだめよ」と親に言われながら、それでも行ってしまう。

いけないところのもつ魅力。それは、親に内緒で行くだけに、秘密の場であり、よけいに魅力を増す場であった。

続く思春期の子どもたちの集う場はどこか。私は、一昔前のお好み焼き屋がその代表だと思っている。地域によっては、たこ焼き屋やラーメン屋かもしれない。親たちからは、不衛生だし悪い子が集まるから、行ってはだめと言われながら、お好み焼き屋には多くの子どもたちが集まってきた。がっしりとした太腕のおばさん（私の青年時代は、そのおばさんの多くが戦争未亡人で、しかし暗さを感じさせない楽天的な雰囲気があった）が、お好み焼きや焼きそばを焼く。じゅーじゅーという音、ソースが焼ける香ばしいにおい。少し悪いことでもしているような気がしながらも、でもその魅力には抗し難い。

子どもたちはたわいのない話をしながら、お好み焼きができるのを待ち、食べ、そして食べ終えても居座っていた。暇になると、たくさんの子どもの手垢で真っ黒になった漫画を見たりしながら……。そこは、明らかに子どもたちの社交場だった。そして、おばさんから、集まった友人から、いろいろなことを学んだのだ。つっぱりの子どもでも、お好み焼き屋の中では好青年であったりした。お好み焼き屋だけでなく、ラーメン屋、貸本屋、おばちゃんがいても何となく集まりやすく居心地のいい誰かの家などさまざまなところが集う場になった。これらの場所の特徴は、親や教師の目が充分には届かないこと、それと同時に安全であることだと私は思っている。

しかし、残念なことにこれらの居場所は姿を消してきつつあり、代わってコンビニエンス・ストアやゲーム・センターが子どもたちの集う場になってきた。これは時代の流れでしかたがないことかもしれないが、お好み焼き屋という場を維持していたおばさん、親でも教師でもない、しかし子どもが好きで面倒見のいいおばさんの代わりはそう簡単にはみつからないであろう。

学校で、最近新たに子どもたちの集う場になっているのは、保健室である。学校全体の保健室についての考え方、保健室の先生の個性などで、保健室の雰囲気はまったく異なってくるが、保健室は、学校の中にあって、担任教師などの管理の届きにくい場になり得る。

私は、保健室が学校の中のお好み焼き屋のようになればいいと思い、密かに「保健室をお好み焼き屋に」という標語を唱えている。賛同者は今のところ身内だけであるが……。

青年期の発達課題の一つは、同性同年輩の親友や仲間をもち、親からの心理的独立を果たすことである。このような親友のもつ重要性は、アメリカの精神科医、H・S・サリバンが一九三〇年代から四〇年代にかけて既に力説している。サリバンによると、自分を大切に思うのと同じように人を大切に思うことができるという「愛」の原型が、この親友との交流を通して得られるのだ。

親友とまではいかなくても、休み時間を一緒に過ごす友人がいるということは、大切なことである。何人かで集まってワイワイと話をする。その中に入れるかどうかが一大問題だ。休み時間に一人でいることが、孤独として意識され、とてもこたえるようになってくる。眠たくなくても机にうつ伏せて寝たふりをしたり、おもしろくない本に熱中したふりをしながら、休み時間を何とか切り抜けた経験は誰にでもあるだろう。

青年は親友との間で、親の知らない「秘密」を共有するようになる。秘密は好意を持っている異性のことであったり、自慰などの性に関することであったり、親や兄弟のぐちであったり……。親の知らない秘密を共有することが、青年が親に対して心理的に一歩離れた距離をもつことを可能にする。これが、親からの心理的独立の第一歩である。秘密を持てるようになること、隠しごとができるようになること、それが大切なのだ。

親からみれば、このような青年の変化は、子どもが何を考えているのか、何をしているのかわからなくなることであり、とても不安なことである。友だちと電話でひそひそ話しているのが訳もなく心配で、青年が学校に行った後、青年の机や日記帳をこっそり見たりする。このことは結果として親子の関係をこじれさせるきっかけにもなるのだけれど。

わからないところはあっても信頼するという態度が、この時期の親には必要である。私たちは、相手の考えていることがわからないと信じることはできない、とつい思ってしまいやすい。でも信じることと、相手の考えや行動がわかることとは別なのだ。青年期において、子どもの気持ちが手に取るようにわかるという親がいたら、その子どもこそ心配ではなかろうか。

その意味でも青年には集う場をもつことが重要で、同年輩や違う年齢の友人との出会いが、親から離れることを可能にする。親からの心理的独立というと、私たちはしばしば青年の対人関係を思い描くが、その対人関係が成立する場にもっと注意しなければならないと私は思う。集う場なしに対人関係は成立しない。

そして、その基本的条件のひとつが、親や教師に護られてはいるが、親や教師の目が充分には（まったくとは言わないが）届かないということである。たまり場や居場所は、おとなからみれば光の充分に当たらない「影」の部分である。しかし、決して「闇」ではない。森の中に木漏れ陽がさしてくるような、薄明るい場なのである。この薄明るい場の中で、青年はおとなへの変身をゆっくりとしかし着実にはじめるのである。

五　居場所とは

C君は、「問題児」と言われて紹介されてきた。夜遅く、盛り場をうろついて家に帰らないという。何度、注意しても聞かない、と両親は疲れた顔で語った。C君の毎日の行動をたずねると、それは非常に不可解なものだった。

毎日、学校には行くのだが、教室には入らない。保健室、図書室、体育館、校庭を一時間くらいずつで移動していく。教室以外の場所をゆっくりと移動するのだ。そのことを先生が両親に伝え、両親がC君に教室に入るように注意すると、C君は学校から帰るとすぐに家を出て、夜遅くまでゲームセンターで遊び、両親が寝入っているであろう深夜に家に帰ってくるようになった。そして、朝は眠そうにしながらも、学校にいき教室以外の場所をゆっくりと移動するということを繰り返した。

皆は、善意にあふれ、熱心にC君を何とか教室に入れようとした。そのため、いずれの場所でも、教室に入るように励まされ、C君は逃げるように一つの場所から次の場所へと移動して行ったのだ。

なぜ、C君が教室に入れないのか、ということは大きな問題である。しかし、それ以上に、C君が安心して居ることができる場をつくることの方がもっと大切ではなかろうか。私は両親には、家が安心して居れる場になることを、教師には保健室が安心して休める場になるようにしてほしいと話した。

もう一つ注意しておかなければならないのは、親と教師の連絡の問題である。学校に来ても教室には入らないことを教師が親に伝え、家におらず夜遅くまでゲームセンターで遊んでいることを親が教師に伝えるということが、C君の「問題」のすべてを親と教師が知っているということになり、どこにも隠れる場がないという感じを与えてしまったようだ。

情報がすばやく伝達され多くの人に共有されればされるほど、青年は明るみにさらされ、居場所を失いやすくなる。善意と熱意が青年の居場所を奪うこと、それは決してまれなことではない。

その後、C君は夜遅くまでゲームセンターにいる代わりに、家の自分の部屋にいるようになり、学校では保健室で過ごすようになった。

おとなたちがまず最初に注意しておかなければならないのは、「影」になっている時と場を、それが「非行の温床になる」などと安易に奪わないことである。もし、そのような時と場が奪われると、青年はおとなのまったく目の届かない「闇」に、本当に危険な時と場に自分の居場所を求めるようになるだろう。その時の手当まで考えているのでなければ、不用意に青年の場を奪ってはならない。おとなから見たら、「問題」に見える場にも、青年にはそれなりの意味がある場合が多いのだから。

最近は、青年の「居場所づくり」がさまざまなところで言われている。しかし、おとなが青年のためにと考えてつくった場所が、しばしば青年にとっては居心地のよい居場所ではないことがある。私が考えるに、それはその場がガラス張りのように周囲から見通せる明るすぎる場、無菌状態で無影灯に照らされた近代的な手術室のような場になっているからである。居場所をつくるならば、前述したような「影」を大切にする必要がある。

それと、もう一つ、強制的な参加や運営をやめ、青年の自発性を尊重する場に、すなわち何もせずにぶらぶらしていてもよい場になる必要がある。鶴見俊輔氏がいう、好みを育てることができる場、好みははっきりしているが押しつけない、ということを原則とした空間。それは、何もしないという好みも尊重される場でもある。下手をすると、居場所作りのつもりが、居心地の悪い場所を押し付けたことになりかねない。

ここまで、私はたまり場の重要性を強調してきた。しかし、それは一歩誤れば、危険な場にもなりうるものであることも、強調しておきたい。非行グループや一部の宗教グループが形成する場の特徴は、その場の閉鎖性と均一性にある。

外部との風通しが悪くなり、場が閉鎖性を強めるとともに、場の中だけでの人の結び付きは強くなり、共通した考えや気持ちが共有される。その中で現実社会での競争から解放され、同じような悩みを持つ人に出会い、初めて自分をさらけだすことができたという体験をもつ人も少なくない。親分子分というような封建的な疑似的親子関係や幻想的な疑似的大家族の中で保護されたという体験をもつ人もあるだろう。確かにそれは孤独な青年たちにとって一時的に魅力的な場でありうる。

しかし、その場は決して「豊かな場」ではない、と私は思う。異なった意見や考えをもつ人間が、違いを認めながらも、一つの場に一緒にいること。絶えず外の社会と交流を持ち、出入りが自由であるとともに、外からの批判に耳を傾けること、が重要である。

場が外との交流を閉ざしたとき、その場の羅針盤が微妙に変化しはじめる。それが、江戸時代の日本の鎖国のように、部分的にではあるが深く豊かな文化をもたらすということは稀であろう。

繰り返しになるが、場は大切である。そして、それはそれぞれの多様なあり方を認める場であり、外に開かれている場であることが重要である。その中でこそ青年は、連帯感だけでなく、人とは違う自分を見いだすことができるのだ。この「人とは違う自分を見いだすこと」、それこそが青年の出発点になるのだから。

六　私にとってのたまり場

振り返ってみると、「そこに行けば誰かがいる」、そういう場に私は助けられてきた。私は一九六〇年代の終わりころ、広島のリベラルな雰囲気の残る高校に在学していた。当時、ベトナム戦争、七〇年安保、被爆二世の問題といった、私の生き方を問われるできごとがたくさんあった。「ベトナムで、今、人が死んでいっている。それに対して君はどうするのか」と兄貴、姉貴の世代の人たちが、私たちに何かの行動を起こすことを迫った。私は同じ問いを同級生の友人にもしてみた。級友たちはこころ優しい人が多かったが、高校生の政治活動には多くの人が消極的で、私はじわじわとクラスの中で孤立していった（とその時は感じた。でもそれも誤解であることが後になってわかった。同級生たちは私のことを心配してくれていたのだ）。

このような孤立感を抱いていた学友は他のクラスにも何人かいて、私たちはそのころ流行し始めていたアングラ・フォークを歌う会を作った。孤立感を抱き、集まり、歌った。そのうち、私たちは、学校の一室に無断で居座るようになった。

そして、そこに謄写版を持ち込み、『しかし』というミニコミ紙を発行するようになった。これは誰でもが自由に投稿できるもので、印刷しては教室に配るようになった。私たちは休み時間にその部屋に集まっては、お茶を飲んだり、ガリ版を刷ったりするようになった。いろいろなガラクタを持ち寄って利用した。「梁山泊」、誰からともなくその部屋はそう呼ばれるようになった。

このように勝手に部屋を使うことを学校が気持ちよく許してくれるはずはない。しばしば、休憩時間に何人かの教師が部屋の前にやってきては、「部屋のものを出して、出て行きなさい」と言い、出る出ないの押し問答になった。

それでも、私たちは授業にはほとんど出席していたし、教師たちも私たちの不在時にその部屋のものを撤去しようとはしなかった。一種の紳士協定とでもいうのだろうか。長い間、休憩時間に押し問答を続けた。

デモについても、教師たちと何度も話しあった。「高校生の政治活動には反対である」と何人かの教師がはっきりと述べた。しかし、私たちは制止を振り切ってデモに出た。その時、デモの横を同じ歩調で、デモが終わるまで、数人の教師が人混みをかき分けながらついてくるのが見えた。私にはその時、その教師たちの一連の行動の意味がまったくわかっていなかった。

長々と個人的なことを書いてきた。それは二つのことを伝えたかったからである。一つは、孤独な、あるいは孤立した青年には、たまり場が必要であること。たまり場を得ることによって生き延びられる青年はたくさんいる。

もう一つは、その時の教師たちの態度や姿勢である。言葉では、激しいやりとりをしたが、強引に力で押し切ることはしなかった。明確に反対しながらも、例えば、生徒のデモへの参加を力で止めようとせず、生徒の安全を見極め確保しようとした。

その時の教師たちには、生徒のためには機動隊と闘うことも辞さないというような迫力があった。教師たちの行動の意味に気づいたのは、高校を卒業して、だいぶたってからである。この教師たちの姿は、私が青年に会うとき、特に青年と対峙するときいつもこころの中によみがえってくる。

第二章　治療としての旅

一　断酒会巡り

「断酒会巡り」という言葉があるのをご存じだろうか。

標準語かどうかは知らない。しかし、私が研修医の時に勤めた岡山の慈圭病院では使われていた。「断酒会」というのはアルコール依存症に苦しむ人たちがお互いに酒を飲んでいたときの問題や酒をやめる苦しみを話し合うことにより、お互いに支えあうという自助グループである。

アルコール依存症は、酒が好きでやめられないという単純なものではない。二日酔いの気分の悪さと家族の非難する眼差しを全身に浴びて、今日こそは酒をやめるぞ、と固く誓って家をでるのに、夕暮れ時になり仕事が終わり、悪友に「帰りに一杯やろう」と誘われると、ついふらふらと誘いにのってしまう。一杯が二杯になり、二杯がやがて三杯に……。

酒の誘惑を断てないこと、これを心理的依存という。

だが、アルコール依存症の恐さはこれだけではない。度を過ぎると身体が酒を欲するようになる。酒が切れると、手が震える、汗をかくからはじまり、激しくなると、小さな虫が見えるなどの幻覚が現われる。俗に言う禁断症状（医学的には離脱症状と呼ぶ）だ。これはつらい。そして、ここまでくると原則として酒をやめるしかない。

しかし、酒をやめるのは並大抵のことではない。まず、この禁断症状を乗り越えるのが困難で入院治療が必要になることも多い。次に大変なのは退院してからである。悪友たちが「退院祝いにまあ一杯」と祝杯をあげようという。何とかそれは断わっても、歓迎会、送別会、忘年会、お花見など、わが国では「宴会」と称する社交の場で酒を飲まないで済ませることはなかなか難しい。

それも何とか乗り越えたとしよう。ところが、酒を飲まないと仕事が終わってからが長い。その時間を持て余す。それまで酒を飲むことに時間とエネルギーを注ぎ込んでいた。その時間とエネルギーが行き場を失ってしまう。何か趣味を、といっても急には趣味はできない。

そんなとき、ふと酒を手にする。

「まあ、一杯はよかろう。これだけ長い間、やめたのだから」

これですべてが振り出しに戻る。何度も振り出しに戻っていると、しだいに周りの人、配偶者や家族の気持ちや態度がかわる。絶対に飲ますまいと監視をする。それでも酒を飲んでいると争いが絶えなくなり、やがて愛想のつきる時がくる。

「何度、酒をやめると言ったの。いつも口先だけじゃないの。もう、どうなっても知らないわ」

時間とともに家族の気持ちが離れて行くのを、家庭が壊れて行くのを、わかっていて止められなかったことが何度あったことか……。

ひとりでは、あるいは家族だけでは、酒はなかなかやめられない。だから、協力して酒をやめる断酒会などの自助グループが大切になる。私は直接には断酒会活動には関係していなかったが、断酒会活動を熱心に援助していた先輩は断酒会活動について次のように説明してくれた。

「医者が酒をやめなさいといっても説得力がないが、同じ依存症で苦しんだ人が自分の失敗談や、酒をやめる苦労を話すと、やはり説得力があるんだよ」

同じ苦しみを経験した人の言葉の方が説得力をもつ。これはアルコール依存症だけに限らない。自助グループのもつ良さである。

断酒会は、県内のどこかの病院で毎日開かれている。病院を退院した当初は、月曜日は○○断酒会、火曜日は××断酒会というふうに順々に巡っていく。月曜日から金曜日まで、朝、家を出て、昼に断酒会に出席し、夕方、家に帰るという毎日になる。そうして、退院した後の数カ月を過ごして行く。これを「断酒会巡り」と呼んでいる。

それも夫婦で巡っていくのがとてもよいのだそうだ。断酒会を巡ることによって、空いた時間とエネルギーを埋めていく。それだけではなく巡っていくうちに夫婦の間柄もよくなる、という話だった。

断酒会への道中は長く、時間がかかる。汽車の中で車の中で、飲酒を巡って口論の絶えなかった夫婦が、はじめて飲酒以外を話題にするようになる。子どものことやこれからの生活のことを話す。話しているうちに自然に少しずつよりが戻ってくるのである。

断酒会を巡るためには、夫婦は協力せざるを得ない。形だけでも協力していると、不思議なことにやがて少しずつ仲がよくなってくる。欠点だらけのように見えた相手の中によいところが見えてくる。

聞いていて、四国のお遍路さんを思い浮かべた。まさしく、「同行二人」。それに、巡ることは一つの「行」とも言えるのではないだろうか。断酒会という目的地に本来の意味はあるが、同時にそこを「巡る」道中にも別の深い意味がある。その時以来私は、「巡る」ということにどこかこころ引かれる思いを強くした。

二 ドクター・ショッピング

最近、「ドクター・ショッピング」をしていると言われる青年に、時々、出会うようになった。「ドクター・ショッピング」とは診療を受ける医師や病院を次々に変えてゆくことで、医療関係者の間ではあまり評判はよくない。

B君は、私の外来を訪れた時、すでに何カ所かの施設と、何人かの医者の診察を受けていた。いずれも、数回から十回くらいまでで中断していた。その理由を尋ねると、

「この人こそ、私のことをわかってくれると思って行くのだが、結局わかってもらえないということがわかり通院するのをやめてしまう」という。彼にとって医師との出会いは、期待と失望の繰り返しだったのである。

「他の先生のところに行くのはいいと思うけど、それまでの先生と切れてしまうのはもったいないね」と私は彼に言った。

「僕のところに来るのはいいけど、他の先生のところに行きたくなったら言ってね。僕が紹介状を書くから。それに、他の先生のところに行きながらも、僕のところにもときどき来てよ。僕にも君の様子を教えて欲しいしね」

できれば、私のところを基地のようにして、そこから他の先生のところに行って欲しいと思ったか

らである。そうすると、一人一人の先生を訪ねることが生きてきはしないか、そんな気がしたのである。

しばらく通院しているうちに、B君は本で知ったある大都市の高名な先生に診てもらいたいから、私に紹介状を書いて欲しい、と言った。いくつかの神経症症状に苦しむB君にとって遠方に行くというのは、決して楽なことではなかったが、どうにかこうにか、その先生の診察を受けて帰ってきた。

彼に事情をたずねると、

「すぐには治らない。通院するのなら引き受けます」と言われたということであった。

「やっぱり、どこでもすぐには治らないんですね」とがっかりした様子である。

「何かよかったことは」とたずねると、

「遊園地に行って楽しかった。その時だけはしんどいことを忘れていた」と答えた。

「やっぱり、都会はええな」という。

私には、楽しいと感じられる一時があったことが何よりもうれしかった。

しばらくすると、今度は、近くの評判の高い施設に行ってみたいと言った。それで、私は再び紹介状を書いた。帰ってきたB君は開口一番、

「先生、○○病と言うのは何ですか?」と聞く。

○○病の可能性があると親が説明を受けたという。

「○○病というのは、××という症状があると言われているのだけれど、君はどう思う？　僕は君が○○病だとはあまり思わないんだけどな」と答えた。

それから少し、その病気の話をしてその日は終えた。

さらに、しばらくすると、

「本を読んでいると、カウンセリングがよいと書いてあった。どこかにいいカウンセリングの先生はいないでしょうか」という。

やはり紹介して欲しいと。この時はさすがに「うーん」となった。自分がしていることは、広い意味での心理療法やカウンセリングと呼ばれるようなものであると思っていたからである。

「今みたいに話し合うのをカウンセリングと呼んだりするのだけれど……」と小声でつぶやくように言ってみたが反応がない。「うーん」となりながら、

「僕が信頼している○○先生という方がいるが、一度そこを訪ねてみるか」と、やはり紹介状を書いた。B君は帰ってきて、

「やはりカウンセラーは違いますね。話す時間が長い」などと言う。

そんなことをその後も何回か繰り返した。そして、やがてあまり、紹介状を書いて欲しいとは言わなくなった。

それからは、B君のこころの中で自分の旅が始まったのである。

さて、私は単に紹介状を書く斡旋役だったのであろうか。B君は私のところを基地として、さまざまな施設や治療者をたずねた。それは、小さな旅を繰り返したようなものであった。そして、私たちはその旅について話し合った。

この時の私たちの視線は、青年の旅という経験を一緒に見つめるという同じ方向に向かうものにな

っていたであろう。青年と治療者がこの同じ方向を見つめる時、青年と治療者は自然に協力する関係になる。

青年の内面についてばかり話し合っていると、知らず知らずのうちに、青年と治療者の視線が向き合ってしまう。そうすると青年は、「先生は私の気持ちをわかってくれているのか。本当に私のことを心配してくれているのか」などと、治療者との関係により目を向けやすくなる。もちろん、そのことも大切なテーマである。しかし、それだけになると窮屈である。

ドクター・ショッピングという行為はどこか後ろめたい、悪いことをしているような気持ちを青年に抱かせやすい。私が紹介状を持たせたことは、青年が胸を張って別の治療者のところに行くのを可能にしたように思う。紹介状を書くということは、青年の外への動きを止めず、その動きを少しでも支援する試みなのだ。

私は小さな旅を保障する通行手形として紹介状を書いたのである。胸をはって動く中でこそ青年は何かを発見する可能性があるように思う。豊かな、実りあるドクター・ショッピングができるようにと願いながら、私は紹介状を持たせて青年を送り出した。

その時、ドクター・ショッピングはドクター「巡り」となった。施設を巡り治療者を巡って、青年は自らの足で動き、自らの目で見、自らの肌で感じる。また、動くことによって複眼的な視点を獲得する。これは、治療者を相対化する契機にもなる。

青年にとってしばしば治療者は絶対的存在になりやすい。しかし、治療者もただの人間であり、あちらこちらに欠点もいたらぬ点もある存在なのだ。過剰な期待は時に幻滅を生み、その治療者のもとから去ることにもつながる。しかし、複数の治療者の助言を聞く機会があれば、治療者を、そして治療者の助言を相対化することができる。長所と短所を合わせもつ人間として立体的に捉えることができるように思う。

また、動くことによって複眼的になると、頭の中で考えるとどうにもならないように思えていたことの中に、気づかなかった新しい出口が見えてくることがある。

ただし、それには条件がある。一回限りの出会いであっても、その出会いを大切にしようという気持ちが感じられる人に紹介するということである。B君の場合にもそのような人だと感じられるであろう人に紹介状を書いた。紹介することは、一歩誤れば、見離されたと感じる体験にもなる。そうではなくて、複数の人たちの中で護られているように本人が感じることのできる体験にしていくためには、紹介状を持たせた青年を、ふんわりとしかもしっかりと受けとめてもらわねばならない。そのような雰囲気が共有される土壌を治療者の側に作りたいものだと思う。

巡ることを考えるようになって、私はいくつかの「〇〇巡り」を思い付いた。一つは、学校巡り。引きこもっていた青年たちが何か動き始めるとき、「××学校に行きたい」、「××専門学校に行きたい」、などと言い出すことがある。よく話を聞いてみると、あまり具体的な知識はなく、ぼんやりとした憧れやイメージであることが多い。

その時、「実際にちょっと、学校に行って見てみたらどう」と勧める。もし可能なら、学校に入らせてもらって、見学させてもらう。気が進まなかったら、学校のまわりを一周して外から学校を眺めるだけでもよい。とにかく、学校を見てみることを勧める。頭の中で思うことと実際に見て肌で感じることは異なる。青年には見て、肌で感じながら考えることに意味があるように思う。

もし、遠くから眺めることも気が進まなかったら、学校や専門学校のパンフレット集めを勧めることもある。そうして選択肢を増やす。学校巡りもまた、その道中にさえ意味がある。親と思わぬ会話が生まれ、瓢箪から駒ということもあるかもしれない。

その他にも、アルバイト先巡りなどを提案することもある。とにかくそこの雰囲気を少しでも肌で感じること。喫茶店でアルバイトしようと思えば、行ってコーヒーを飲んでみることを、レストランであれば、行って食べてみることも勧めてみる。

選ぶためにはメニューが、考えるためには情報が必要である。

三　ひとり旅

C君は中学校三年のはじめから家庭に引きこもるようになり、週一回、訪れるようになった。

ある時、面接でC君に、

「何かやってみたいことはない？」とたずねたところ、しばらく考えた後に、

「ハワイに行きたい。青い空、青い海を見たら、何か気分が変わりそうで」とC君はいう。

両親にもそのことを話したら、

「うちには一家全員でいくお金はないが、Cが一人ででも行くのならお金をだしてもいい」と言わ

れたという。

一週間後、Ｃ君はしょんぼりして外来を訪れた。

「旅行会社に行ったけど、どこも中学生一人ではダメと相手にしてくれなかった」という。

その数回後、Ｃ君は再び顔を輝かせて、

「沖縄に行きたい。青い空、青い海……。僕は沖縄に行きたい」と燃えていた。

翌週、Ｃ君は元気に来院。

「この間とは違う旅行会社に行った。今度は若くてきれいなお姉さんが出てきて、一時間も沖縄旅行について説明してくれて。両親にも相談して、行くことにした」

勢いに乗ってＣ君は沖縄に出かけた。夏の沖縄ツアー……。参加者の大部分は、若いＯＬや大学生であった。Ｃ君は、ただ一人の中学生として、そのツアーのマスコット的存在となり、皆にかわいがられたようだ。日焼けしてとっても元気に帰ってきた。

私は、沖縄旅行でよかったと思うことをたずねた。Ｃ君は、しばらく考えた後に、

「一番、よかったのは沖縄でおじいさんと話したこと」という。

どんなことを話したのかたずねると、

「そのおじいさんは、浜辺でビーチ・パラソルを貸している人で……、浜で遊んでいる若い人を見ながら、僕に『こんなところで遊んでおらずに、学校にいかんといけん』と言った」という。その言葉をきいて、「本当にそうだなー」と思ったというのである。

おじいさんの言った言葉は「登校刺激」とも言われ、一般的には言わない方がよいとされている言

葉である。C君もいろいろな人から何度も言われ、腹立たしく感じていたはずなのだが……。

その時、私にはわかった。言ってはならない言葉があるのではなくて、誰が、いつ、どのような場面で言うかによって、言葉はまったく異なった意味あいを示すものだと。沖縄の海を前にして、おじいさんが話した一言は、C君の心に届く言葉になったのだ。

確かにC君は、ツァーのマスコット的な存在で皆が声をかけてくれる。しかし、いざ海に行くと大学生やOLたちは自分たちの遊びに夢中になり、C君はとり残されてしまった。

その時、浜でパラソルを貸しているおじいさんに出会った。おじいさんは長い人生の最後に海で遊ぶ青年たちに傘を貸している。苦しかった戦争中、がむしゃらに生きたであろう戦後の生活。やりたくてもできないことが多かったかもしれない青年時代。そのおじいさんの言葉には、人生の重みを彼に感じさせる何かがあったのであろう。

人の心の窓は、開いたり閉じたり、まるで生き物のように呼吸している。沖縄の海とおじいさんは、C君のこころの窓を大きく開かせたのであろう。旅の魔力である。

それだけではなかった。C君は「ぼくは大学生になりたい」と言い出した。

「これまで、一生懸命勉強していて、もうこれ以上やれないと思う位しても、思うような成績がとれなくって、何か自分の力の限界のようなものを感じていたけど。でも、別にものすごくいい高校や大学でなくてもいいと思うようになった。沖縄に一緒に行った大学生は、皆とても楽しそうだった」というのだ。

C君の肩の力がふっと抜けたように感じられた。自分なりの人生を自分なりに楽しみながら生きる、そんなふうに思えるようになったのである。禁欲的な青年が自然体の青年へと少し方向を変えたと言ってもいいかもしれない。

沖縄から帰った後のC君を、家族は「遊ぶようになりちょっと不真面目になった」といったが、私は彼が自分に対して素直になったように思った。

四　パソコン通信

D君は、同級生と話をするときにとても緊張する。頭がからっぽになったようで、思ったことが口に出せなかったり、しぐさや態度がとてもぎこちなくなって、まるでロボットにでもなったような感じがして困っていた。

そして、そんな自分を同級生たちが変に思っているのではないか、嫌がっているのではないか、といつも気にして、彼らの何気ない一言で深く傷ついていた。また、こんな自分とだったら、一緒にいても楽しくないだろうな、とも感じていた。何とか「自然に」明るく振舞おうと、努力するのだが、なかなかうまくいかなかった。

D君にとって、学校で皆と顔を合わせるのは、とても緊張することであり苦痛であった。どうしようもなくなって、親に相談したら、

「これからの人生、人付き合いなしに生きてはいけない。だから、小さいことをくよくよ考えずにがんばらなければ」と励まされたそうだ。

「確かにその通り。でもそれができないから苦しいのに……。わかってくれないな」とD君は思った。

学校に行って帰るとぐったりする毎日が続いた。そしてあるとき、ポキンと折れるように学校に行けなくなった。もう、耐え続ける限界だったのである。

D君は家にこもりっぱなしで、ほとんど外に出なかった。雑誌を見たり、ファミコンをしたり、好きなCDを聞いたりしながら毎日を過ごしていた。親が、学校に行くように、外に出て何かをするようにくりかえし勧めたが、まったく動く気配はなかった。

そんなある日、D君はパソコンの部品を母親に買いに行ってもらった。そして、パソコン通信を始めた。それからというものD君は朝から深夜まで通信に没頭するようになったのである。そして、新しい仲間ができ、彼らといろいろなことを話した。

そうしているうちに、通信仲間の間で「一度、皆で会おう」という話がもちあがった。D君は随分と迷ったが、ついに決心して新幹線で一日かけて出かけて行った。初めて会う仲間に非常に緊張もした。しかし楽しくもあった。それがきっかけとなって少しずつ、D君は外に出られるようになっていったのである。

顔を見て好きとは言えないが、手紙では好きと告白できる。そんな経験は誰にでもあると思う。面と向かい合って話す時には、自分を見る相手の視線を感じてしまう。相手がどんな気持ちでいるか考えてしまう。そのため、きちんと完全に話さなければなどと意識してしまい、何か「上がった」ようになって、思うことが話せなくなってしまうのである。

ところが、話す相手が見えないと、ずいぶん気持ちが楽になる。例えば、電話。学校では話せないけど、電話ならいくらでも話ができるという人は多い。電話の方が悩みや気持ちを打ち明けやすい。それでも、電話だって相手の言葉遣いや語調から相手の気持ちを考えながら話している。

それがパソコン通信になると、やりとりするのは文章だけだから、それだけを考えればよい。D君は、はじめて楽に会話を楽しむことができるようになった。その会話を通して得られた親しさが、面と向かい合って話をすることのきっかけを作ったのである。

D君の場合には、パソコン通信が彼のひきこもった生活に風穴をあけるような働きをした。だが逆に、パソコンやファミコンなどが、子どもや青年の身体を通した「生」の体験を奪うことになっていることも事実である。殴られれば、怪我をし、血が流れ、痛みをともなう。そのような体験を通して、現実というものの手ごたえをつかんでいく。手加減をしたり、相手と仲直りする方法も学ぶ。パソコンやファミコンの世界にそのような手ごたえはない。

ところで、最近、青年たちが「切れる」という言葉をよく使う。プッンと切れるように感情がコントロールできなくなり、急に荒れたりすることもある。考えてみれば、パソコンもファミコンも、厭になればスイッチを切ってやめることができる。ファミコン・ゲームのようにスイッチが切れる世界では、決定的な敗北を味あわなくてすむ。勝ち続けることも夢でない。しかも、主人公は生身の人間とは違ってけたはずれに強い。そのため、子ども時代の「自分が何でもできる」という万能感を簡単には手放せなくなってきているように思う。

実際、小、中学校には「天才○○」と自分の名を呼ぶ自称天才がたくさんいる。そして、天才は天才でありえなくなるとき、切れざるをえなくなるのかもしれない。

しかし、それでもなお、パソコン通信の世界の広がりは、新しいタイプのコミュニケーションの可能性を感じさせてくれる。パソコン通信なら、生身の、身体を向き合わせた関係よりも、もっと容易にお互いの意志をやりとりできるように思える。身体の内側にあるこころとこころが、肌を介さずに直接に結ばれるとでも言うのであろうか。こころは見せるが、顔や身体は見せずにすむ。「透明人間」になったような気楽さに通じるものがある。そのことがこれまでとは異なったタイプのコミュニケーションを可能にするのである。

しかも、時には思ってもみなかったような人たちと話をすることができる。それは、旅に出て現実生活から離れ、利害関係のない人間と出会ったとき、思わず話がはずむのに似ている。パソコン通信はD君のような青年にとって、居ながらにしていく旅とは言えないだろうか。そして、その旅の中で一人ひとりのこころの奥深くにしまいこまれていた悩みや苦しみが、より抵抗少なく表現されうるのだろう。……一抹の心配を感じないわけでないが……。

五　サバイバル・キャンプ

同僚のM氏が、キャンプやお祭りなどの活動を活発に行なう病院に勤務した経験から、スタッフが共に動くこと、共に旅することについて教えてくれた。氏の経験したサバイバル・キャンプはその病院の年中行事の一つで、「夏季の三日間を瀬戸内海のほとんど無人の小さな島に渡って過ごす」というものである。

メンバーは、スタッフ七、八名と患者一〇名前後で、持参物は、テント等のキャンプ用品と飲料水、食料は米のみである。参加者は、三日間のほとんどを食料探しに費やす。海に潜り、タコやサザエを取ってくるもの、魚を釣る者、岩場でカキやワカメを拾う者、野草を採ってくる者など、皆が思い思いに食料を探す。食事時は、各々の採った物を持ち寄って調理し、皆で食べる。夕食後は火を囲んで、歌を歌ったり踊ったり恒例の火の輪くぐりをしたりと、夜ふけまで遊び語らう。この三日間、通常の方法では外部と連絡をとることはできず、風呂・トイレ・電気・ガスなどは一切ない。

サバイバル・キャンプで二四時間、青年とスタッフがともに行動していると、スタッフの素顔が表われてくる。それが、青年にとっては意外であり、病院とは違ったより「普通」の人間関係をもつきっかけになる。

それだけでなく、このキャンプには計画というものがないため、さまざまなハプニングが起こる。そのハプニングが、青年の中にある意外な側面を引き出してくるようなのである。ハプニングは、青年をおびやかしもするのだが、変わるきっかけにもなる。

氏によると、このようなキャンプや旅には、何かをなしとげたという達成感を味わうという意味もあるが、それよりも何かドジな体験、例えば、集合時間に遅れて置いてきぼりを食い、苦労して帰って来たことや何かでみんなを心配させてボロクソに言われることの方を、彼らは生き生きと語るという。

自分のドジを笑えるようになると、ずいぶんと楽になる。更に、氏によると、もっとも大事なことは、このキャンプに参加する前にある。青年がキャンプに参加しようか、するまいかと、迷い、迷いながらも最後に参加することを決めるというプロセスにこそ意味があるのだという。もし、このようなキャンプや旅が強制的に参加が求められるものであったとしたら、それこそこころに傷をつくるものになる可能性があるし、価値も半減するだろう。

ともあれ、このキャンプは、計画を立てないというしんどい計画の中で、揺れ動く青年と苦楽を共にしながら、しっかりと青年を支えるというスタッフの力強さや骨太さを感じさせるものである。

六　こころの中での旅

いくつかの要因が重なって、学校に行かなくなり、同時にまったく話さなくなった青年がいた。青年はまったく話さないわけだから、どのような気持ちでいるのか正確にはわからない。その青年に、私の同僚H氏は、ササン朝ペルシャのアラビアン・ナイトにヒントを得て、青年にむかって物語を話すというアプローチを試みた。

氏は、自分の好きな「星の王子さま」の話、その作者のサン=テグジュペリの話、彼自身のアフリカ旅行、それから、宇宙の歴史、地球の誕生から恐竜の絶滅、人類の誕生……、などの話を、毎週青年に向かって話していった。それらは事実にもとづいているが、普段は人々の意識の片隅に忘れ去られているような材料を加工したものである。

「……僕もアフリカにひとりで旅行してきたことがあるよ。一年半ほど前のこと。日本から飛行機を乗り継いで、片道二〇時間以上かかってアフリカ大陸に到着したんだ。とはいっても、アフリカのこんな端っこのほうだけれどね（アフリカ大陸の絵をかく）。小さな町から別の町へ、車を借りて走った。長い長い道がどこまでも続いていて、その両脇はどちらも全部砂漠なんだ。砂漠以外に何にもない。人が住んでいそうな家もなければ、もちろん自動販売機なんて置いてないし、とにかく何もなかった。Y君もあと何年かしてもう少しおとなになったら、ひとりでいろんな国を旅行できるようになるよ。それって楽しいよ」というような具合いである。

さて、氏はいったい何をしたのだろうか。私は、引きこもったY君をイメージの中の旅に誘い、イメージの中で共に旅することにより、Y君がさまざまな視点をもつことを可能にしたのだと思う。しかも、むりやり、旅に連れだしたのではなく、氏の興味深い話に誘い出されるようにY君は旅をはじめたのである。

イメージの中の旅をしながら、自分の苦しい状況を、大きな歴史の流れや、広い世界の中において眺めなおすと、それが一瞬の小さな悩みであると感じるようになったのかもしれない。少なくとも、悩みをみる見方や視点が変わったのではないか。その青年は、数カ月後に学校にいくようになった。

このような物語は説教や説得ではない。物語は控えめにしかも沁み入るように青年のこころに入り、視野を広げたのである。氏は、自分とY君の間にあたかもそっと「何か」を置くように、物語を置きたいと思った。そのため、ポットを机においてそのポットに向けて物語を話す練習をしたという。物語が青年への押し付けにならず、青年が手を伸ばして、自らその手にとってみてくれるように。

七　巡　礼

江戸時代から、おとなになる儀式としての旅にはさまざまなものがあった。御岳巡礼、伊勢参り、熊野詣で……。それは、信仰の対象となる神社、仏閣、山などに、しばしば講を組み参拝するものだったようである。

文化人類学者の青木保氏は、御岳巡礼について考察し、巡礼によって人々は「生まれ変わる」のだが、巡礼では自分のいだく困難な問題や苦しみと向きあい、ありのままの自分に目覚める「自己覚醒」と、道中や登山の間に、互いに自分のかかえる困難な問題を話し告白しながら、問題を明確にしてゆくという「自己提示」が行なわれていることを述べている。

そして、現代の若者たちが「成人する」一つの契機として、一度日常世界から抜け出して、自らを「脱日常」の中におき、これまでの生活の流れを「断って」、自分のこれまでと、これからの間に、「境界」の時間を一つ作り出して、新しい出発の機会とすることができるような旅、を勧めている。

このような青年の旅は、現在でも、修学旅行、卒業旅行として、形を変えて残っているように思う。しかしそれは、多くがおとなに管理され用意された旅である。おとなとなるための旅は青年自身の足で行われることにこそ意味がある。

加藤秀俊氏によると、お伊勢参りもこのようなものであったらしい。氏は「伊勢兄弟」という言葉を紹介しながら、若者組の仲間同士がいっしょに伊勢参宮にでかけた話を紹介している。一緒にお伊勢参りをすることは、兄弟のように親密な関係になることであった。

民族学者片倉もとこ氏は、主としてイスラームの巡礼について触れながら、巡礼においては「目的」は問題ではなく、その過程そのものが大切であることを強調している。そして「死ぬかとおもうほどのしんどさを経験する。そして、到達する。その喜びもさることながら、そこへの道のりで体験し、思考するさまざまなことが、彼や、彼女の人生を活性化する。その過程では、構造的にしばられている日常社会の人間ではなく、人間本来のすがたになる」という。

旅をするという非日常に入る体験が、日常生活を活性化する。非日常の世界では、物の見え方や時間の流れ方が異なってくる。平凡な景色がいきいきと、昨日が遠い昔のように感じられる。初めての街を歩くと目に入るものが皆、新鮮に見える。住み慣れた街では目に入らなかったものまでが見えてくる。樹木の一本一本が、街灯の一つ一つが異なった輝きをもって見えてくる。

そして、何よりも、さまざまな人々、そして人々の暮しを見るようになる。日常生活では私たちは絶えず何かしていて、じっと止まるときがない。家庭や学校や病院で、人々の暮しを見る機会は意外なほど少ない。旅人はしばしば止まる。止まって人々を眺める。これが、とてもよいように思う。

日常生活では、電話やファックス、パソコンやさまざまな機械に助けられて、やろうと思えば一日にいくつものことができる。また、少しでも効率をあげるように工夫もしている。旅にでると効率が悪くなる。そして、生身の人間の自分が、自分の身体を使ってできることの量を教えてくれる。一日にどのくらい歩くことができるのか。どのくらいの荷物を担ぐことができるか。どのくらいの場所を訪れることができるのか。その土地の人にたずねながら、その土地の交通手段で訪れることができるのは、一日に一、二カ所ではないだろうか。

　ロンドンに滞在して身に沁みたのは、ここでは一日に仕事は一つしかできないということだった。役所に事務手続きに行くと、長い列ができていて、ロンドン子たちは何の不平も言わず進むのを待つ。ようやく、窓口にたどり着いても、書類の不備でもう一度出直しということもしばしばである。一日一仕事できれば、運がよいという感じであった。郵便局で小包を出すのが半日。銀行の手続きが一日……。生身の人間がすることは効率が悪い。無駄だらけである。しかし、そのことが教えてくれることも少なくないように思う。

　青年にはスケジュールの決められたパック旅行には行って欲しくない。交通手段や伝達手段の発達は、私たちのイメージとしての手足や感覚を巨大なものにしてきている。自分というもののイメージは幻想に包まれて肥大している。そして、私たちが生身としての自分を意識する機会は急速に減ってきているように思う。旅は、生身としての自分を知る貴重な機会になるのである。生身の人間にできることは高が知れている。

　病院や施設の見学のために、デンマークを訪れた時、興味深い話を聞いた。デンマークでは青少年への援助のために、いろいろな人がいろいろな計画を立て、そのいくらかに政府が資金を出し、その代わりに監督もする、というようなことが行なわれているそうだ。

　それにはさまざまなユニークな企画があるという。わたしの印象に残っているのは、夏期休暇の間、大きな車を借りて何人かの青年と何人かのおとなで、ヨーロッパ中を旅して回る、という「治療」であった。キャンプをしながら観光をし、炊事、洗濯などをしながらまわっていくのである。

ときどき青年が嫌になって逃げ出すらしいのだが、ヨーロッパの町は、町の外は深い森、町の中は中心がだいたい一つ（街の中心を「町のヘソ」と格安旅行のバイブル『地球の歩き方』では呼んでいる）と決まっているので、ヘソのところで待っていると、やがて青年が現われてくるのだそうである。そのほかにも、帆船で何週間か旅するという「治療」もあるということであった。

「旅」治療とでも言うのだろうか。私たちが思春期キャンプなどと呼んで、行なっている行事を発展させたものと言うこともできる。私は旅が好きなので、このような治療にあこがれる。旅をしながら、さまざまな経験をしているうちに、知らないうちに癒されている。私が治療をうけるのなら旅治療がいいな、と夢想している。

八　出会いと別れ

私は精神科の診療ははじめの挨拶が大事、しめくくりの挨拶が大事と新人によく話す。誰もが大切に思う診療のなかみと同じくらいに、挨拶が大切だと思っている。出会いの際には、青年と視線の高さを揃えること、きちんと自己紹介すること、来院までの苦労をねぎらうことなど。また、別れの時には、部屋を出て行く青年の目をしっかりと見つめ、会釈をしながら、こころの中で好運を祈りつつ、丁寧に見送ることなどである。

特に別れるときには、さまざまな感情が湧きおこるものである。別れは過去のつらかった別れを思いださせるかもしれないし、一人になる心細さを強く感じさせる瞬間になるかもしれない。このまま一緒にいたい、別れたくないという感情が出てくるかもしれない。

また、今まで相談していた目の前の人の気持ちを確かめたくなるかもしれない。

「本当に私のことを心配してくれているの？」

あるいは、相談しそびれたことがあって、部屋を去り難い気持ちになっているかもしれない。病院から帰って、一人で夜を過ごす、その夜の暗さと静けさが思われるかもしれない。別れの時には、さまざまな気持ちが湧いてくる。それはどれもがとても切実なものなのだ。だから、ていねいに別れることが意味をもつ。

フランス人はバカンスを大切にする。一カ月近く休みをとる人がたくさんいる。治療者がバカンスの間、青年はどうするのだろう。長期間の治療者との別れをどのようにクリアするのだろう。フランスで精神分析医として開業している友人のココ氏にたずねると、「毎回毎回、きちんと別れるようにしている。これで最後かもしれないつもりで」ということであった。

人生は出会いと別れの繰り返しである。生まれる、死ぬという、大きな出会いと別れ。同級生になる、別のクラスになる。家の近所にやってくる、引っ越ししていく。親しくなり、やがて疎遠になる。というような、何年、何カ月という単位でのもの。朝、学校に行って会い、夕方、別れて帰ってくるという、一日という単位のもの。そして、もっと短いもの。例えば、道でのすれ違い。ハロー、グッバイ。

この一回一回の出会いと別れに区切られた時間も一つの旅なのだと思う。一つ一つの旅をていねいに生きること。岸本英夫氏は、自らがガンを病み、ガンと戦いながら死を見つめつつ生きた経験から、次のように書いている。

「そのうちふと、第二の段階が開けてきた。死というものを、真正面からジッとみつめるようになってきたのがそれである。死を考えても、その無意味さからくるいい知れぬ不安に、心がそれほどたじろがないですむようになってきた。それは、死を『別れのとき』と考えることができるようになったからである。人間は平生の生活の中でも、小さな別れのときの悲しさ、つらさをたびたび経験している。人は別れのときに対しては、心の準備をしようとしない。そのために死に臨んで死ぬに死ねない苦しみが起こっている。日々の個々の生活経験の場で、ことによると、これが自分にとっての最後の経験になるかもしれないと、心に十分にいいきかせておけば、この人生最大の別れがきても、耐えていけないことはない。すなわち、死の恐怖に耐える方法は、死から強く目をそむけることではない。日々の生活の中で、小さな別れをくり返して心の準備をしておくことである。そのように考えると心が開けてきた。そうすると、死を思うことが、それ以前ほど、耐えがたいおののきではなくなってきた」（毎日新聞、一九六二年六月九日付朝刊より）

小さな出会いと別れの一つ一つを、小さな旅の一つ一つを大切にすること、そしてその終わりとしての大きな別れ、大きな旅を準備すること。「一期一会」という言葉の意味していることも同じものだと思う。出会いの一回一回を、この一回きりと思う心境である。

その一つとして、挨拶がある。「こんにちは。さようなら」に始まる挨拶。人と会う際の、入口と出口。これにめりはりがきいていること。少し大げさに言えば、どのように短い出会いであっても、出会いの時には、この時代に、この広い世界の中で出会えた好運を喜ぶという気持ちを持ちたいし、別れの時には、もう二度と会えないかもしれないが、あなたの人生が幸せな人生であることを祈る、というような気持ちを瞬間的に込めたいものだ。

大変だけど、人は結局は自分の足で一人で生きていかなければならない。安全をあまりに保障された現代が別れの切実さを、再会の喜びを、希薄にしてしまったのかもしれない。診察は一つの旅である。そして、診察室を出るとき、また新たな旅がはじまるのである。

次に会うときまで、好運であれ。

第三章　引き継ぐということ

一　入院の理由

Mさんはもうすぐ成人式を迎えようとする年頃であった。過食、嘔吐などの症状を訴え、入院治療を希望して私のところを訪れた。

それまでの半年間、ある病院で入院治療を受けていた。そこでは、面接の回数や時間、食事は病院の食事を全部食べることと間食の制限などの約束が明確に設定されていた。過食を制限するとともに、食べたくなるときのMさんの気持ちや気分を表現させ、過食にいたる心理を洞察させようというねらいであったらしい。

彼女は主治医が自分の気持ちをわかってくれないといい、病院をかわりたいということであった。

「あなたの主治医の先生には、先生なりの考えや方針があってやっておられると思う。あなたのことを思って治療していると思うよ。だから、続けて今の先生の治療を受けたらどうだろうか」と私は治療を引き続き受けるように彼女に勧めた。

ところが、半年後、再び私のところにやってきた。今度は主治医の紹介状をもってであった。

「どうしてもここの病院で入院治療を受けたいんです」と。

「僕には、あなたが少し入院にこだわっているように思えるけど。一年入院してがんばって、何が一番あなたのためになったと思う？」

「うーん。何だっただろう。何にも変わらなかったかもしれない」

「じゃあ、入院する先をここに変えても、同じじゃないだろうか」

「いいえ、入院したら、自由に食べられないし食事も規則的になるから、やっぱり過食を抑えられると思うんです」

「そうかなあ、それなら外泊の時なんかも、うまくやれただろうか？」

「いいえ、うまくはやれなかったけど……。それにそれだけではなくて、今の私にはどこにも『居場所』がないんです。どこにいても落ちつかないんです。家にいるとお母さんと喧嘩してしまうし、いらいらして一日中食べてしまうし……。外に出てもすることはないし……」

Mさんの話を聞いていると、過食を治さないと何もはじめられない、という思い込みと、とりあえずの居場所としての病院に対する幻想とが、「入院治療」というものに強い期待をもたせているのがわかった。しかし、このような場合、実際に入院すると、食事や体重や体型が余計に気になり、退屈やいらいらをきっかけに一層、過食してしまうということも起こるものだ。治そうとして、逆に、深みにはまってしまう。

「あなたは今、人生のいちばん輝く時期にいるよね。もちろん今だけではないけどね。それを、入院して病人として過ごすこともできるし、今の時期を楽しみながら生きることもできるよね。僕はね、あなたが後になって振り返ったとき、私の青春は、病院の中で過ぎてしまった、というようなつらい思いをするんじゃないか、と心配なんだ。

だから、食べだしたら止まらないのは苦しいと思うのだけれど、できるだけ普通の生活を送り、やりたいことをやっていくことが大切なように思う。いま何かやってみたいことはないだろうか？」

「……アルバイトをしてみたい。……それから家を出たい。……でも、無理だと思う。過食が治らないと」

「それなら、まずアルバイトを探してみたらどうかな。それとアパートを借りることも、考えてみてもいいね」

「……でも、やっぱり自信がないな」

「どうしてかと言うとね。ぼくには、あなたがどうしても病気には見えないんだよ。こころの健康っていうものが一体どんなものかぼくにもまだよくはわからないのだけど、健康っていわれている人と、あなたが特別に違っているとは思えないんだよ。もちろん、あなたがつらい、っていうのは確かだけどね。でもそれは、大切な人生の悩みのように思うんだよ。それより、悩みをもちながらもやりたいことをやってみたらどうかな？」

その後、Mさんは、レストランでアルバイトをはじめた。それは、数週間で挫折したが、私は、アルバイトをした、ということにすごい意味があると思うと伝えた。Mさんはじきに立ち直り、こんどは住み込みで働くアルバイトを始めた。

それ以後、私のところを訪れてはいない。しばらくして、電話をかけてきてくれた。

「何とか元気にしています。今は、忙しくて病院に行く暇がありません。暇ができたら、また行きます」ということであった。

「便りがないのはよい便り、と思っているよ。でも、何か困った時は連絡をくださいね」と伝えて電話を切った。

さまざまな事情で治療者が交代することがある。その多くは転勤であり、意図されたものではない。ただ、この偶発的な治療者の交代が時によい結果を生むことがある。もちろん、その反対の場合もないわけではない。

Mさんの場合、私が治療を引き受ける前に、強固な枠組みを使って、Mさんが過食にいたる心理に気づくことを目標とした治療が行なわれていた。それは、問題を直視し、問題を排除しようとストレートで攻める方法である。そして、入院治療は「過食が治らない限り、何もはじめられない」という思い込みに支えられていた。

私は、過食があってもよいから、何かをはじめてみよう、ということを伝えたかった。過食は、Mさんの人生のすべてではない。ごく一部なのである。入院治療の経験なしに、このことをMさんに納得させることは難しかったかもしれない。そういう意味では、私のメッセージを伝える機が熟していたのである。もちろん、前の主治医の努力は、本質のところでMさんの中に充分生きている可能性がある。心理療法やカウンセリングというものは、地味で単調な時間を経た後にやっと功を奏することが多いのだから。

二　怒りの理由

Y君は男子高校生で、頭痛、意識変容状態のために、病院を受診し、二カ月以上にわたる精密検査を受けていた。脳波やCTスキャンなどを受けたが異常なく、「心因性の可能性がある」ということで、両親とともに私のところに紹介されてやってきた。

彼が診療室に入ってきた瞬間から、彼の怒りがピリピリと伝わってきた。開始のゴングが鳴った瞬間にパンチを入れられるようなものである。少し戸惑いながら私はこころの中で思った。何で怒っているのだろう？　誰を怒っているのだろう？

このような場合、単に診察を待っている間に、その待ち時間の長さに怒りが湧いてくるということもないわけではないが、多くは受診というプロセスそのもののどこかに、青年の気持ちを傷つける何かが隠されていて、そこに青年のこころを解く鍵があるものである。特に自分の意志からではなく、説得されてしぶしぶやってきた場合などはなおさらである。いろいろと可能性に思いを巡らせたが、その時にはわからなかった。

自己紹介をした後、

「今、お困りのことはどのようなことですか？」と私がたずねると、

「……別に……」とY君は答えた。

「少し、ぼーっとする時があるの？」

「……憶えてない」とぶっきらぼうな返事しかかえってこない。

そこで、私は父親に質問した。

「お父さん、ご本人がしんどいときにはどのような様子になられるのですか？」

「うなされたように、学校に行く、学校に行く、といって、家を出ようとしたり、学校に行く道の途中で気を失って倒れていたりするんです」

Y君は、そのころからとろんとした顔つきになり、意識が低下した状態になりかかった。

「前の病院では、どのような説明を受けましたか?」

「検査してもどこも悪くないから、こころの問題だろうと言われました。専門の精神科で治療を受けた方がよいのではないか、ということでした」と父親。

「こころの問題って?」

「学校で何か嫌なことがあるのではないかとか、……何かいやなことから逃げているのだろうと。それで、精神科に相談してみるように、と言われました」

Y君は、まったく意識を失ったような状態になってきた。父親にY君の性格などについてたずねてみた。Y君は曲がったことの嫌いな性格で、正義感、倫理感の強い、まじめな努力家と言われてきたこと。学校で、同級生との間で何か衝突があったようだが、ほとんど話さないのでわからないことなどを父親は述べた。

Y君が私の目の前で意識がなくなったのは、「自分はこんなに困っているんだ。わかって欲しい」と私に伝えようとしているような気がした。何らかの問題で学校に行けなくなっている自分自身をY君は許すことができなかったのではないか。

その上、医師が「身体はどこも悪くない。逃げているのだろう」と言ったことは、まじめ一方のY君の一番の急所をついたのではないか。絶体絶命のピンチ。意識がなくなるくらいしか、道が残っていなかったのではないか……。

だが、意識はなくても、Y君のこころのどこかは目覚めているのであろう。

「きっととてもまじめな性格で、すごく苦しんでおられるのでしょうね」と私は、父親に話した。

それは、意識のないY君に向けても話したつもりであった。

しばらくして彼が意識を取り戻したため、ふたたび彼と話した。

「前の先生にこころの問題と言われたようだけど、僕は、君がまじめにがんばらないといけない、と思ってやってきたことの疲れが君を苦しめているように思う。まあ、『がんばりすぎ病』だね。無理してたんだ……。それにいつも、学校のことを考えていたんだものね。大変だったでしょう。だけど、これ以上の無理は禁物。学校は当分の間、絶対に休むこと。ゆっくり、ゆったり毎日過ごすようにしようね」

受診から二週間後、彼は、学校に行き始めていた。

「えー！　学校に行ったの？」

「はあ……」

「大丈夫かな……。無理したらダメだよ。できるだけ休むようにしてね」

その受診から更に、六週間後
「久しぶり。どうですか？」

「ええ、まあまあ、ぼーっとするのはなくなった。でも、退屈しとる」

「何かやりたいことはない？」

「町に遊びに行きたいけど、お金がかかるからなかなか行けない」

「もっと、遊びたいの？」

「ええ」

「病院に来るより、遊びに行く方が楽しいよね」

「ええ。そりゃ……まあ……」

私はY君と父親に向かって、

「ここに来ると、交通費と医療費でだいぶお金と時間がかかりますよね。そのお金と時間を、遊ぶ方にまわしたらだいぶ遊べると思います。今はその方が、いい薬になるように、僕には思えるんです。身体の具合いがよかったら、病院に使うお金を遊びに使うというのはどうでしょうか」と言った。そして更に、父親に向かって話を続けた。

「同じお金を使うのなら、病院に使うのよりも、遊ぶのに使う方が健康的ですよね」

「そりゃーそうですね」

「それでは、身体の具合いのよい時は、病院のお金を遊ぶお金にすることにしましょう。どうしてもしんどい時には、こちらに来て下さい。次回の予約はしないから、君が来なかったら、元気にしていると思っているからね」

以後、来院はない。

私はY君が学校に行けない原因をあまり探ろうとしなかった。Y君がすぐに自分の問題を口に出して話すことができるようには思えなかったし、それを急ぐ必要もないようにも考えたからである。それよりも、学校に行けない自分を、遊びたい自分を、そういう自分自身を許せるようになって欲しかった。そしてそれは同級生の言動の「何か」を許せるようになること、人を許せるようになることでもあると思う。

実際、Y君の頑張りすぎが息切れしてきていたからこそ、Y君は苦しんでいたのかもしれない。頑張らなければならない。でも、頑張れない。Y君のこころは引き裂かれていたのだと思う。私は、Y君の頑張りすぎを認めると同時に、禁止した。頑張れない自分を許して欲しいと思ったからである。

前医の説明は少し乱暴であったと思う。逃げているというのは一面では真実かもしれない。しかし、逃げまいと頑張りすぎて苦しんでいるというもう一面もあるのだ。説明は一面的すぎたと言えよう。その結果、Y君は怒っていた。「こんなに苦しいのに逃げているとはどういうことか」と怒っていた。怒っている自分をもやりきれなく怒っていた。そういう怒りを蓄電して私のところにやってきたのである。きっと同様の話をされると予想していたのに違いない。

私は、前医の指摘しなかったもう一面、Y君の「頑張りすぎ」を指摘した。それは、意外であっただけに、Y君に伝わる言葉になったのだと思う。前医の説明と私の説明は、相補って意味をもったのである。

動きはじめたY君と父親に、医療費にお金を使うのと、遊ぶのにお金を使うのと、どちらが健康的か、と言ったのは、人生は遊ぶべきだし、楽しむことは意味があるということを伝えようとしたからである。遊ぶことを許せるようになって欲しいという気持ちもある。しかしそれだけでなく、医療にお金を払うのと、同じお金を遊びに払うのと、どちらが有効か、私たちは時には、真剣に考える必要があると思うのである。

三　緊張の理由

S君は、大学浪人中で、中学生の頃から、頻便、便秘、下痢などに困っていた。学校に行く前になると緊張して何度もトイレに行くのだが、登校後もすぐにトイレに行きたくなりじっとがまんしているという状態であった。授業に集中することもできず、高校はほとんど授業を聞けないまま卒業したという。そのため、病院で、長年にわたって投薬と心理療法を受けていた。人付き合いでの緊張や失敗への恐怖について話し合い、その原因を探ることが、それまでの心理療法の主題となっていたようである。その病院への通院が途絶えた状態で、私のところを訪れたのである。「心理療法」を希望しての受診であった。

私は、今までのS君の努力を評価した上でたずねた。

「今までの治療では、どのようなことを話し合ってきたのですか？」

「僕の性格や、両親や友達との人間関係などについてです」

「どうでしたか？」

「いろいろ考えました。何とか自分を変えようと思うんだけど、いざ、やろうと思うとできないんです」

「症状は、少し楽になりましたか？」

「特には、変わりませんでした」

それから、S君の日常生活についてたずねてみた。

S君は毎日、ほとんどの時間を家で過ごしていた。外に出た時にもしもトイレに行きたくなったらどうしよう、と考えたら、外に出るのが恐くなって出られなくなっていた。毎日、家でテレビを見たり、ファミコンをしたりして過ごしているが、とても退屈だ、と述べた。

症状が出たら困るから、と防衛的となり、その結果、日常生活の範囲が狭まり生活が単調になる。症状は日常生活を狭めると少し楽になるが、症状に対する恐怖は消えない。消えないどころか、時には肥大していく。私は、Mさんの時と同様に、症状を治そうとするのではなく、狭くなっている日常生活を広げたい、と思った。

「症状を治そう、なくそう、とするのは、少し横に置いておこう。それよりも、症状があってもやれることを工夫してみないか。症状はいつもあるの？」と私はたずねた。

「えーっと、……午前中はよくないのですが、昼からは少し楽になることが多いんです。それから、人数の多いクラスだと少し楽です。でも、今はあまり行っていないんです」

「それなら、予備校のクラスを昼からはじまるものにしてみたらどうだろう。それと、大きい教室の授業をとるようにして、少し早めに行って、一番後ろの廊下側の席にすわるようにしよう。トイレに行きたくなったらすぐに、黙って外に出られるようにね」

彼は意外そうな顔をしながらも、同意した。

「それともう一つ、……君の人生の時間はどのようにでも過ぎて行くと思う。だから、症状があってもやりたいことをやってみたらどうかな。もちろん症状がそんなに長く続くとは思わないけど、治った時には年をとっていた、ということになったら、きっと後悔するよね。今は、君の『青春時代』だからね。何か、やってみたいことはないかなー」

彼は少し考えて、テニスをしてみたいという。それから二週間後、彼は予備校の午後からのクラスに行っていた。

「トイレにたびたび行く方は？」

「いいような……、それがよくわからないのです。だって、困るような場面がないから、いいのかどうかわからないのです」

「それで、いいと思いますよ。それから、テニスの方は？」

「はじめてみました」

「どうですか？」

「思ったより難しいですね。でも、おもしろくなりそうです」

それ以後、何回か受診した。日常生活の話題が主で、症状については話題にならなかった。私が提案したのは症状があってもできることを考えようということで、極めて平凡なことである。

二年前にS君に出会い、同じことを言ったとしたら、おそらく受け入れられなかったであろう。だが、この時は伝わる言葉となった。S君には、日常生活が非常に制限されたまま時間が過ぎていくことに対する焦りがあったのだと思う。

それだけでなく、二年間、自分を見つめ、変えようとしたがうまくいかなかったという経験が、「症状があっても」という言葉を受け入れやすくさせたのであろう。ほんの少し視点を変えるだけで、つらい時期は異なって見えてくる可能性があるのだ。

四　いかに引き継ぐか

治療者の交代にはいくつかのパターンがある。野球のピッチャーにたとえれば、先発、中継ぎ、救援というような継投。これは心理療法やカウンセリングにも同様にある。問題を明らかにし（火を付け）、それを話し合い（火の勢いを強め）、最後に、整理する（火を鎮める）というパターン。これには、ベテランが先発する場合もあるし、新人が先発する場合もある。このような継投の場合は、先発、中継ぎ、救援のそれぞれの球の早さや重さ、球種、間合いなどの異なることが、意味を持つことが多い。

先発完投を目指している投手もいる。多くの心理療法やカウンセリングの教科書は、先発完投型の治療を想定して書かれていることが多い。先発、中継ぎ、救援をすべて一人でやってのける治療である。もちろん、このような治療もできる。しかし、思惑どおりに完投することができず、最後に救援を求めることも少なくない。ここで紹介した例は、どちらかというと先発完投を目指す、力で押していくタイプの治療者に対する救援例である。

若干、わき道にそれるがこの野球のたとえを続けると、心理療法をする人には、青年の問題を明るみに出し、火を付けるのが得意な先発型と、青年の問題をこころの中に隠し、火を消していくのが得意な救援型があるように思う。平均的な心理療法家はその両者を程よい程度にブレンドして個々の味わいをだしているのだが。

さらにこのたとえを続けると野球は九人でやるものであるが、投手には、球は遅いが自分の後ろにいる野手を信頼して打たせてとるタイプと、球の早さと重さを信じて自分一人の力で空振りの三振をとろうとするタイプがある。一般に心理療法では自分で打ち取ろうとするとあまりうまくいかないことが多いものである。その力みが災いするのだろうか。

私は、先発する場合は、後ろにいる野手を信頼し、更に自分が打たれても救援する投手がいることを信じながら、臨むことにしている。予想以上に打たれ過ぎて、ボーボーと火だるまになったりもするのであるが……。

それにどうも私たちは、治療には一つの正解があるように思いこみやすいようである。また、一つの正解を求めようともする。治療だけではない、子育てでも教育でもそうである。でも、本当に正解なんてあるのだろうか、といつも私は思う。

例えば、Mさんのような過食症の場合、極端に言えば、過食という行為を直接的に制限する方法から、主に心理面に焦点を当てて行為を制限しないという方法までさまざまな方法がある。制限した場合でも「治る」し、制限しない場合でも「治る」のである。

さらに、Mさん個人に治療の焦点をあてるものもあれば、Mさんを含む家族の関係の問題として取り上げようとするものもある。さらに薬物療法もある。そして、それらはしばしば同時に並行して行なわれるのである。

内科や外科では、このように一見正反対のように見える治療がどちらも有効であるということは珍しいのではないか。内科や外科では、一つの治療法があると、他の治療法とどちらが有効か、多数の例を集め比較検討する。その結果、どちらの治療法が優れているかということがおおよそわかるのである。

精神医学や心理学の領域でも、心理療法やカウンセリングの効果を測定しようとする試みがある。しかし、思ったほど簡単には優劣はつけ難い。何故か。もともとの対象である患者さんの症状や程度を標準化するのが難しい。もともとの対象があいまいにしか表現できなければ、比較しても意味がないからである。もちろん、比較できるように診断基準を明確にする努力は行なわれているが。

しかし、診断基準だけでそれが解決されるのだろうか。私はどうもそれだけではないように思う。狭い意味で「治療」と考えられているところと、それ以外の部分、例えば、治療をする人の微妙な口調、表情、態度、そして「雰囲気」としか表現できないもの、即ち、文字にしにくい部分が心理療法やカウンセリングにはある。

そして、狭い意味での「治療」よりも「言葉で表現できない部分」の方がしばしば強い影響力をもつのである。一八〇度違うように見える治療技法の差よりも、どんなふうに行なうのかという差の方が大きい場合もあるのではないか、と私には思える。これも私の印象であり、今のところ「科学的に」確かめられるものではないのだが。

さまざまな治療技法がある。それは、登山ルートのようなものかも知れない。どの道を通っても結局は登れる。しかし、しんどさや景色はルートによって異なるのである。どれを選ぶかは、登山者の好みや体力に左右される。どのように案内するか、それらのルートの難易度や危険性を前もって知り、必要な装備をするというガイドの役割は大きい。

五　ミルトン・エリクソンの心理療法

ミルトン・エリクソンという心理療法家がいる。「アイデンティティ（自我同一性）」で有名なエリク・エリクソンではない。

ミルトン・エリクソンは心理療法の名人であったと言われている。自宅でのセミナーを中心に人に教え、後進の者にバイブルとなるような本は残さなかった。そのため、一九八〇年の彼の死後、彼の全体像を理解することはきわめて困難になってきている。

ミルトン・エリクソン自身はたくさんの障害をもっていた。部分（赤緑）色盲、失音楽症、失読症、ポリオによる全身運動麻痺と感覚麻痺、すなわち視覚、聴覚、言語、運動、感覚の各領域の障害をもっていたという。

色盲と失音楽症は生涯変わらなかったらしいが、言語、運動、感覚については、人並みはずれた了解力を示すようになった。私の同僚のN氏によると「普通の人にとって当り前であるようなさまざまな行動や慣習が、彼にとっては当り前ではなかったために、懸命に観察し、よく知るようになったのだろう」という。

「自然」に理解し、「自然」に行なっていることが、彼にとっては「自然」にはできなかったため、何気ない言動の一つひとつを詳細に観察し、自分のものとして習得しようとした。その過程で磨きあげられた観察力と、自分にできないことを克服しようとする努力が、彼の心理療法には生かされているように思う。

彼は、クライアントの中にある潜在的な力や可能性を活用しようとした。クライアントをむりやりに変えようとするのではなく、クライアントの中にある変わっていこうとする「芽」を見つけ、育もうとした。そして、「芽」になる「種」を蒔くことも忘れなかった。

このミルトン・エリクソンの心理療法を、私たちは以前「力で相手をねじ伏せたり破壊したりするものではなく、相手の力を利用して相手を投げる合気道」にたとえたことがある。それは、単にクライアントの資質や力を活用するというだけでなく、前治療者の治療を活用するということも含んでいると私は思うのである。

彼の心理療法を紹介している本を読むと、彼は「人生を楽しみなさい」(enjoy your life)という言葉をよく使ったらしい。彼自身も自分の人生を楽しもうとしたし、彼のクライアントが人生を楽しむことを援助しようとした。それが彼の心理療法だった。私は、この「人生を楽しみなさい」という言葉に随分と励まされた。

彼の心理療法は一つの理論に基づいたものではない。一人ひとりのクライアントに出会ったときにそのクライアントに応じて臨機応変に工夫されたもののようである。だから、その全容を知ることはきわめて困難である。しかも、逸話や間接的な表現を用いて人に教えることが多く、生前から理解するのがなかなか難しかった人である。誤解されたこともずいぶんと多かったらしい。

ミルトン・エリクソンの心理療法は○○技法という形で整理したとたんに、大切な臨機応変さ、柔

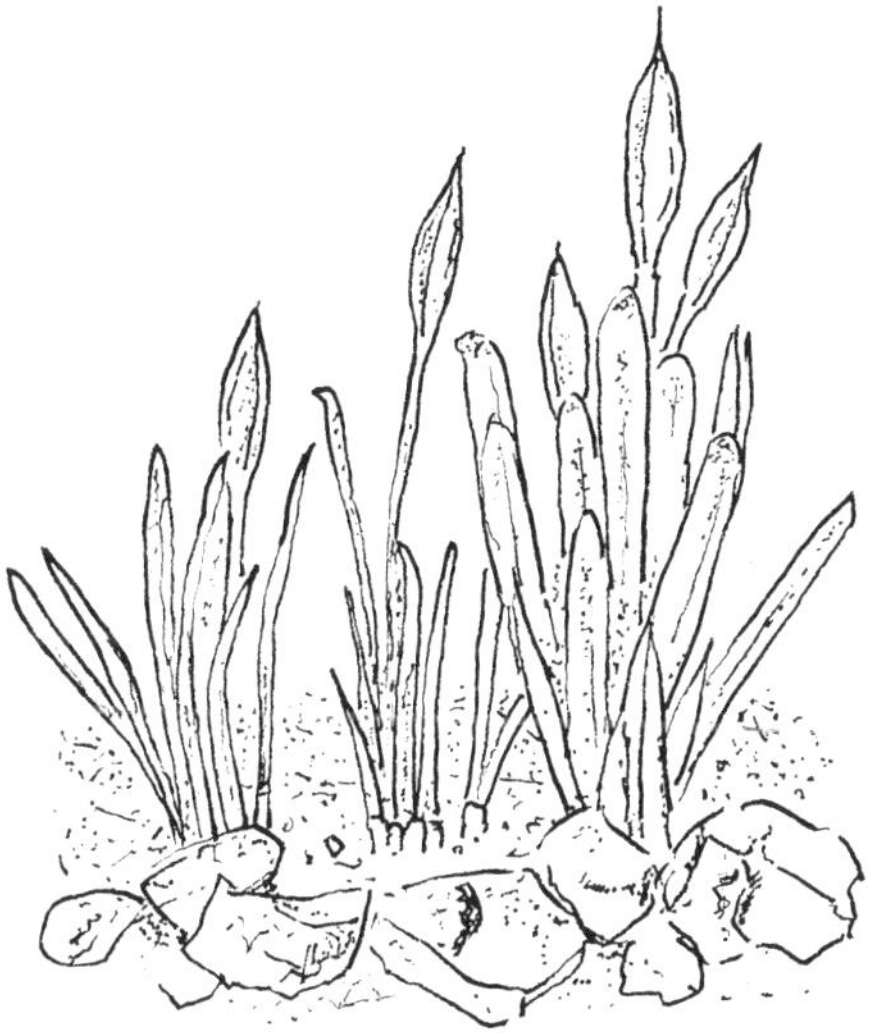

水仙の花の
つぼみ

軟さが失われてしまうように思う。そもそも臨機応変さや柔軟さを教科書にすることはできないものなのかも知れない。しかし、個々の症例に対する臨機応変さ、柔軟さこそが治療や援助の「いのち」なのだと私は思う。

さて、話を元にもどそう。

いかに交代すればいいのか。私が交代した時、青年から得ることのできた情報は、青年がそれまでの治療をいかに「感じ」ていたかである。これは、治療法の是非を問うたものではない。「感じ」は青年の主観としては事実だが、治療者に対する感情に影響されて少し形を変えているかもしれない。

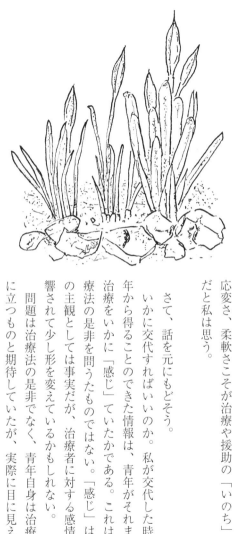

問題は治療法の是非でなく、青年自身は治療を役に立つものと期待していたが、実際に目に見える形としては表われていなかったところにある。

そこから話をはじめる必要がある。まず、長期間本人と前治療者が一生懸命にやったけれども、症状の改善という面では効果が出なかったこと。だから問題に対する見方、態度をこれまでのものとは変えなければいけないこと。その上で大切なことは、青年の人生の「今、この時」を楽しむことや、症状に逆らわず症状とともに生きることに焦点を当ててゆくことである。

治療者も青年も、そして家族も、「治療」や「心理療法」を何のためにするのかを忘れてしまうことがある。そもそも「治療」や「心理療法」は、青年が人生の楽しみを享受できるように援助するために始められたものではないか。それなのに、治療がいつの間にか、青年の人生の時間の多くを占め、人生を楽しむ余裕を奪うことがある。本末転倒である。

私は引き継いだとき、青年にとって、それまでの見方ややり方を一八〇度転換するような視点を提供したいと思った。だがこれは、前治療者の治療あればこそである。もし前治療者がいなければ、私がこのような提案をしても、私の言葉は青年には伝わらなかったのではないかと思う。

長期間におよぶ前治療者の治療で、「どうにもならない」」、「自分は長い間、何をしていたのだろう」ということが実感されていたからこそ、伝わったのである。このようにふと山の尾根に出た時こそが、転機としての機が熟した時と言えるのかも知れない。

「後医は名医である」という言葉があるが、熟しきった転機を見逃さないことが、よい後医になる条件とも言えるだろう。逆の場合も同様である。前医としての私の治療をうまく活用して、次の治療者がよい後医としてリリーフしてくれるのを願わずにはいられない。

繰り返しになるが、このようなアプローチは、定式化、技法化されるようなものではない。ただ言えることは、それまで行なわれた治療や患者の努力を最大限に活用することが、引き継ぎのコツなのだ。

一生懸命にやったことはどんなに無駄だったように見えても、本当に無駄なことは少ないのだと思う。また、注ぎ込まれたエネルギーは無駄にしないようにしたいとも思う。

六　ものごとのプラスに光を当てる

精神科医としての仕事を続けてきて、一つの大切な仕事は、ものごとのプラスに光を当てることだと思うようになった。そして、そのプラスをふくらませていくようにすることが仕事のように思うようになった。

例えば、青年が、半年間、アルバイトをする予定のところを、途中で挫折して三日間でやめたとする。その時、ふーっとため息をつき、

「結局、三日しかもたなかったね。まさに三日坊主だね」ということもできる。

このとき、青年は言われる通りだな、と思いながらも、深く傷ついて「もう二度とアルバイトなどするものか」と思うだろう。何かしてみようという気持ちは当分は出てこなくなる。

しかしもし、この時、

「三日やったということは、それだけ今までにない何かを、『三日分』、経験したということだね。すごいね」と言われたらどうだろうか。

青年は、戸惑うかもしれないが、「何か、そう言われてみれば、やればやった分だけ何かがあるの

かな」と自分のしたことを少し違った角度から見ることができるかもしれない。

それが、大切なのである。最初から、大きなことは誰にもできるものではない。一見些細に見えるものを積み重ねていくことが大切なのだ。そのためには、些細なことの価値をきちんと見逃さずに伝える必要がある。

このようにものを見る視点や枠組みを変えることをリフレイミングという。一見マイナスに見えるものも、見方を変えれば大きなプラスの意味をもつことを伝えるのである。

何ごとからでも、ほとんど限りなくゼロに近いものからでも、プラスへの方向性を見つけプラスの意味を引き出すことが、やがては大きなプラスの行動を引き出すことへとつながるように思う。

材料はいくらでも目の前にあるのだ。それを活かすかどうかは、治療者や支える人たちがそれをどのように見るかにかかっている。

第四章　ベテランという「落とし穴」

一　私の経験

精神科医になって、四、五年が過ぎた頃、青年の話が同じことの繰り返しのように思えて、「またか……」と思う自分に気づいた。少しうんざりとし、少しくたびれてもいた。そして、青年に、テープレコーダーのように同じことを繰り返し話す自分にも気づいた。

その時、私が話していたことは淀みない、なめらかなものであったかもしれない。話を紙に書いて読んでも、決して間違った対応ではないと言われたかも知れない。

しかし、何か大切なものが欠けている、と感じた。それは言葉にいのちを与えるもの、何か生き生きとしたものがなくなっているのであった。自分のうちに生き生きとした目、生き生きとした耳がない。だから、目の前の青年が訴える苦しみが私のこころに届かず、ただ機械的に聞いていたのであった。擦り切れたレコード盤のようなものだった。

これは大変だ、と思った。相手の話を聴くこと、そして相手の気持ちに「共感する」こと。これは、さまざまな心理療法やカウンセリングの本の第一ページに書かれている基本である。それができない。相手の苦しみに私のこころがゆれ動かない。精神科医をやめた方がいいのではないかと思った。

そんな私は、青年にはどのように見えたのであろう。言葉と眼差しは自分に注がれても、こころはうわの空でどこか宙に向かっているように感じられたのでないだろうか。「毎度、ありがとうございます」と礼をいう自動販売機のように、言うことは正確でも、無機質でこころがこもらないように感じられたのではないだろうか。

私はくたびれた雑巾のようになりつつあった。いったいどうしたらいいのだろう。切実な問題であった。

二　自分の身の丈

くたびれた自分を自覚する少し前の頃だったろうか、私はH子さんに出会った。

H子さんは幼稚園、小学校時代は親の言うことをきくよい子で、学業成績もよい優等生であった。そのH子さんが些細なことから、ダイエットをはじめた。中学二年生のことであった。母親は「支配的」で「過干渉」であり、食事をとらないH子さんを毎日、

「食べなさい。身体が悪くなったらどうするの」と叱っていた。

H子さんは、母親に叱られてもぽろぽろと涙を流すだけで、じっと黙ったまま何も口にはしなかった。H子さんは両親に引きずられるようにして私のところを訪れた。口数は少ないもののじっと私を見つめる姿は、傷ついた小鳥が助けを求める姿を連想させた。

H子さんは、やがて少しずつ母親に対して反抗しはじめた。

「うるさいわね、黙ってて。お母さんは私の気持ちをちっともわかってくれないじゃないの」

そんなH子さんに対して、母親は、

「わがままを言わないでちょうだい。親に対して、その口のききかたは何よ」と怒り、H子さんと母親は激しく対立するようになっていった。

私はH子さんの反抗には精一杯自立しようとする意味があることを伝え、このようなH子さんの変化とそれに伴う気持ちを受けとめるようにと、繰り返し母親に話した。

ある日、母親と私はH子さんへの対応をめぐって激しいやり取りを交わした。私が口うるさく言わずに見守ることを母親に言うと、母親は私に、

「先生が甘やかすから、H子はわがままになったんです。ここに来だしてから、この子は悪い子になりました」と言った。

最後に、二度と私には会いたくないと言って母親は帰って行った（誤解を招くといけないが、このような激しいやりとりを家族と交わすことは、極めて稀なことである）。

その後もH子さんは私の外来に通ってきた。ある日、

「先生、もう家にいたくないから、入院させてください」とH子さんは泣きながら訴えた。

「病院から中学に通いたい」と言う。母親は、

「入院は、H子がいやな現実から逃げることになるからダメ」と絶対に反対ということであった。

私は、H子さんにどのように話したらよいか迷った。そして最後に、

「気持ちはとてもよくわかるのだけれど、あなたの年齢では親の許可がないと入院はできないんだよ……」と話した。

H子さんはその話を黙って聞き、そして泣いた。長い時間がたった。夕暮れ時、力なく病院を出て

行くH子さんを、自分の無力をかみしめながら私はじっと見送った。

ところが意外なことに、一週間後に外来に訪れたH子さんはとても元気であった。そして、とても明るかった。驚いている私に、

「先生、中学校の間は親のいうことをきくしかないんですね。しょうがないですよね」とはっきり述べたのであった。そしてそれ以後、H子さんと母親との争いはうそのようになくなり、中学を卒業していったのである。

病院を出て家に帰る時の、H子さんの気持ちはどのようなものであったのだろう。そして、家でどのようなことを考えたのだろう。おそらく、夜、布団に入って暗い闇をみつめながら、寂しい気持ちでこれからどうしたらいいのかとずっと考えたことだろう。

そして、最後のところで、H子さんは今すぐにはどうにもならない自分の現実を引き受けるという覚悟をしたのだと思う。

結果として、一見、元の生活に戻ったように見えた。が、H子さんはそのとき、母親を距離をもって見ることができるようになっていたのではないだろうか。変わらない母親と自分とが、これからしばらくの間、どのようにつき合っていったらよいか、を考えることができるようになったのではないか。それは、H子さんが部分的にではあるが、支配的な母親からの心理的な独立を果たした、ということでもあると思う。

青年は、現実にはこの道しかないと覚悟したとき、それが耐えがたい現実であっても引き受けることができる場合がある。H子さんはそれを立派にやり抜いたのだ。もちろん、いつもこのようにいく

というほど、楽観的にはなれないし、あまりにも過酷な現実の重荷を背負っている青年がいるのも確かなのだけれど。

私にもいくつかの問題がある。私はH子さんに思い入れしすぎていたかもしれない。それが、H子さんの気持ちを必要以上に煽り、H子さんの母親への反抗を激しいものにさせた可能性がある。H子さんがもう少しゆっくりと独立できるように援助する方法はなかったものか。また同時に、母親が支配的で過干渉にならざるをえない事情や母親のつらさに思いをめぐらすことが私にはできていなかったと思う。後になって思えば、母親には母親の苦労があったはずなのだ……。

その時、感じたのはそれだけではない。それは、自分のできることの限界についてであった。知らず知らずのうちに親代りに、保護者になろうとしている自分。それは、思い上がりであり幻想であった。自分の身の丈を知ったのである。

これは精神科医としての経験の大切な一つであった。精神科医はあくまでも触媒のようなものなのだ。何らかの反応が起きる器となり、反応を起こす触媒となる。それ以下でも、それ以上でもない。

かといって、触媒でしかない、できることには限界がある、と人生や治療に小さな気持ちでいて、青年が明るい見通しを持てるはずはない。治療者には、どのような状況の中でも何らかの「希望」を見いだす力が必要とされている。「希望」こそが、青年のみならず青年を支える人のこころに火を灯す燃料となるのであろうから。

三　山の上の火

エチオピアの古い民話に、青年とそれを支える人の関係について、とても示唆に富む話がある。ある時、アルハという貧しいわかものがハプトムという金持ちと賭をする。スルタ山の一番高い峰の上で、はだかで一晩中、立っていられたら畑をやるという賭である。アルハは、ものしりじいさんに相談した。そうすると、じいさんは次のように答えた。

「てつだってやろうかの。スルタ山から谷をへだててはんたいがわに、ひるまならよっくみえる高い岩があるからな。あしたのばんになったら、そうさな、お日さまがしずんだら、その岩の上で火をもやしてやろう。おまえのたってるところから、その火がよっくみえるはずじゃ。おまえは、一ばんじゅう、わしのもやす火をみとるんだよ。目をつぶったら、あかん。目をつぶったら、おまえはくらやみにつつまれてしまうからの。火をみつめながら、あったかい火のことを考えるんじゃ。それから、そこにすわって、おまえのために火をもやしつづける、このわしがいることを考えるんじゃ。そうすればの、夜風がどんなにつめたかろうが、おまえはだいじょうぶだ」（『山の上の火』クーランダー、レスロー文、渡辺茂男訳、土方久功絵、岩波書店）

そして、アルハは遠くでちかちかしている火をみつめながら、一晩はだかで山のいただきにたつことができたのである。

この遠くの山で火をたくというところがいい。人と人の間には、そもそも深い谷間があるものなの

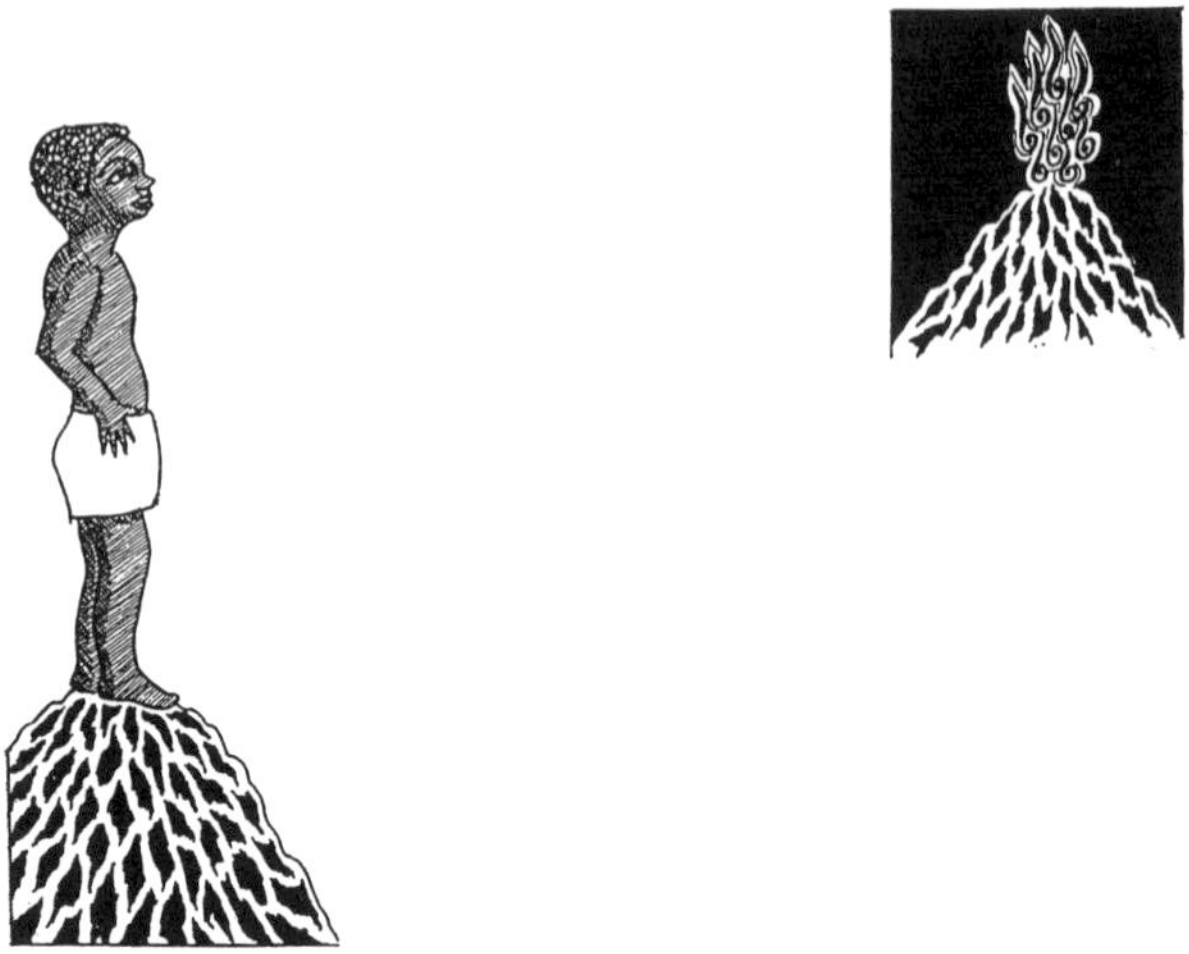

山の上の火（『山の上の火』岩波書店）

だ。人は一人で生まれてきて、一人で死んでいく。自分の力で生きて行かなければならないし、決してその青年の代わりに誰かが生きてあげることもできない。親に護られていた状態から、いつの日か青年は覚悟をして一人で山の上に立つことが必要になる。

その時、まわりの人にできることは、心配しながら励ましながら見ていることだけである。ただその思いや気持ちが人を助けるのも真実である。遠くの山の上の火の暖かさは決して青年に伝わりはしないが、山の上で火を燃やす人の暖かい思いや祈りは伝わるのである。

そして、それが青年を支えるのだ。どのような技術や知識があったとしても、この思いや祈りがなければ、人が人を支えることはできないであろうと私は思う。ベテランになるということは、このようなじいさんになるという覚悟をすることでもある。

すぐに暖かい食事や毛布を届けるのでも、代わりに立ってやるのでもない。診察室から、病院から出ていく青年がこれから過ごすであろう暗闇の中でじっと立っていてくれることを、祈るような気持ちで見送るのである。その祈りが、青年にとって遠くの山の上の火となるように念じながら。

四　ルーキーの力

歯科で入れ歯を作ってもらったが、どうもうまく合わず気持ち悪くて、何度も作り直してもらっているおばあちゃんがいた。

気持ち悪さはしだいにひどくなり、しまいには、歯茎にぴりぴりする痛みが表われてきた。歯科の先生は熱心で、何度も入れ歯を作り直し、心配ないことを説明もしたが、症状は悪化するばかりであった。歯科の先生もおばあちゃんが繰り返し同じことを訴えるのでしだいに辟易し、つい「もうどこも悪くありませんよ」と強い口調で説得するようになった。それでも、症状はひどくなる一方であった。

その間、おばあちゃんは、息子夫婦に頼んでいくつかの歯科医を受診していた。そこで、少し治療を受けたりもした。いずれも、最初は今度こそ治るのではないかと期待するのだが、結局よくはならず失望することを繰り返していた。困り果てた歯科医に紹介され、私たちのところに入院することになった。

担当したのは、初めて患者さんを受け持つ研修医であった。私は、このおばあちゃんはなかなか難しいなと思ったが、私と相談しながらであれば研修医が担当することも可能であろうと考えた。「どのようにしたらいいのですか」という研修医の質問に、

「今までに君が、困っている人から相談を受けた時のことを思い出しながら、君なりに相談にのってあげて下さい。そしてどうしても困った時には、僕に相談して下さい」と答えた。

研修医はベッドの横に座り、じっと話を聞いた。おばあちゃんの話は、最初は、歯のことであったが、しだいに家族のこと、それまでの人生のことなどに移っていった。夫を失い、女手一つで子どもを育ててきた話や今の家族の中では自分が大切にされすぎてやることがないことなどを話した。話を聞いていると、おばあちゃんの人生は、まさに歯をくいしばって生きてきた人生であった。話を聞きながら思わず、

「大変でしたね」と繰り返したと研修医はいう。同時に研修医は、歯科医から聞いたことをていねいに何度も繰り返し伝えた。微妙なものでも口の中のものは、大きく感じられること。しかし、今は心配ないこと、などである。

再度、歯科を受診し、ほんの少し入れ歯を治してもらった。その後、入れ歯はピタリと口に収まり、痛みも消えていった。

どうしておばあちゃんは元気になったのだろうか。研修医のしたことといえば、ベッドの側に長時間座り、ただひたすらに話を聞いたことと、時にていねいな説明をしたことであった。そのことが役に立ったのだ。その当たり前のことが、きわめて治療的であったのだ。

入れ歯の気持ち悪さには、入れ歯の違和感だけでなく、現在の自分に対する違和感も関係していた

のであろう。収まりが悪かったのは入れ歯だけではなく、それまでの人生で積み重ねられた苦労でもあったのではないだろうか。

研修医がおばあちゃんの語る自己史にじっと耳を傾け、相槌をうったことは、その苦労が意味あるものであることを再確認し、ねぎらうような意味をもったのであろう。苦労が苦労として認められ、こころの収まるところに収まったのだ。とてもいい仕事だな、と私は感心した。

精神科医になった一年目に担当した患者さんは、よくなることが多いと言われている。長い病歴をもっていて、指導医がこれは難しい患者さんだなと思いながら依頼した場合でも、意外なほどすんなりとよくなることがある。

もちろん、研修中であるから、指導医が後ろについてはいるのだが、少なくとも、私が担当していたらこんなにすんなりとは治らなかっただろうな、と思うことが幾度もあった。

研修医がはじめて患者さんに出会うときは、自分の生活の中で誰か初対面の人に出会うように出会う。そのときは、先入観なく患者さんを見、患者さんの話に聴き入る。その態度は、普通の日常生活で困った人の相談にのるのと同じであろう。

そしてその対応には、研修医がそれまで生きてきた人生において身につけてきた人助けの方法が総動員される。その時、患者さんは自分が悩める生身の人間として、正当に遇されたと感じるのではないだろうか。特に、何人もの医者を経てきた患者さんにとって、その態度はとても新鮮に感じられるのではないか。

指導医の助言はタイミングが肝心だ。研修医の試行錯誤を待って、一呼吸間をおいてなされるとき、生きてくる。苦労した研修医の実感が指導医の助言の中に何か生きたものをみつけてくれるのではないだろうか。

五　「理想」「完全」という落とし穴

研修するとは、いったいどういうことなのだろう。私たちの頭の中には、研修を積むことによって、未熟な状態から一人前、ベテランになっていくというイメージがある。そして、未熟な状態で行なう治療は質がよくないもので、一人前、ベテランになるにつれて質のよい治療が行なえるようになるとなんとなく思っている。でも、本当にそうなのだろうか。

確かに、病気についての知識などは、研修を積み経験を重ねることによって、増えてゆく。経過や予後を予測することも少しずつできるようになる。患者さんを前に絶句することや途方に暮れることも少なくなる。診察終了後、「それで、お医者さんには何時、診てもらえるのでしょうか」とたずねられることもなくなる。

しかし、一人前、ベテランになる過程で、気をつけないと失われてゆくものも決して少なくない。新鮮な目と耳。そして、新鮮なこころ。輝いていた目がくもり、澄まされていた耳が鈍り、こころが相手に呼応して揺れ動かなくなることがある。

四、五年目の頃に体験したのは、まさに一人前、ベテランになっていく過程で大切なものを失ってゆく危機であった。

「ひとつひとつと失われてゆく。でもこれだけはと握りしめた手の平に残っているものは何だろう」(『海の日曜日』今江祥智)

まさにそんな感じだった。得るものもあるのだろう。だが、失うものも確かに多いのだ。このような経験を通して、私は研修について考えなおすようになった。

研修はその人その人の資質を伸ばしてゆくものではないか。研修は、ピラミッドの頂点を目指すような、一つの理想的な形に向かって進んでゆくものではなく、各々の資質を花開かせるような方向へ、即ちさまざまな方向へ進むことが望ましいのではないか、と思うようになった。

私たちは知らず知らずのうちに「理想の治療者」像をこころに抱いている。それが、一人の治療者のこころのうちに抱かれているうちはよいのだが、複数の治療者の間で共有されるものになるとき、それはしばしば、治療者を均一化、非個性化してゆく危険性をはらむように思う。

「理想の治療者」像は、今、行なっている治療は絶えずそれより劣った治療である、という意識を治療者に抱かせやすい。しかし、それは「理想」とか「完全」というもののもつ落とし穴にはまった状態ではないだろうか。

治療は手仕事である。一つ一つ形が異なる。研修医には研修医にしかできない治療があり、ベテランにはベテランの味のある治療がある。それはどちらが優れているというものではないように思う。そしてAさんにはAさんの、BさんにはBさんの治療があるように思うのだ。

一番最初に感じたことをできるかぎり持ち続け、忘れないようにしたいとも思う。

それは、新鮮な目と耳を失わないことや最初に感じた疑問や違和感にこだわることでもある。人間はどのような状況の中でも慣れが生じやすい。たとえば、初めて病院に入ったときのこと、病棟の雰囲気や薄暗さ、さまざまな不便さ……これはおかしいのではないかと思ったことを忘れないでおきたい。おかしい、と思ったことは、それがすぐに解決できないものであったとしても、こころの中に抱き続けたいものである。

忘れないための一つの方法は、「研修医から盗むこと」である。

ベテランと言われるようになると研修医を指導する役割を担当するようになる。ベテランが研修医に教えることは多い。しかし、逆にベテランが研修医から盗めることも多いように思う。研修医の言葉にじっと耳を傾け、研修医の目と耳を通して実感されたことについて考えることである。そのことがベテランに研修医の目と耳を抱き続けることを可能にする秘訣であるように思う。

指導医として、研修医と一緒に診察をした後、研修医がどのように感じたかを必ずたずねるようにしている。例えば、一般的に研修医は、問題をもつ青年を健康であると判断することが多いものである。

「私は病気とは思いません。今のような青年は、世の中にたくさんいるでしょう」という研修医に、私も最初のうちは、

「○○の症状や××の徴候があるから、病気である可能性が高いよ」などと話していた。

かすかな病気の徴候を捉えるのが、医者の腕のように思っていたからである。もちろん、それは誤ってはいなかったかもしれない。

しかし、病気の徴候を捉えようとする眼差しと、大部分である健康な面を捉える眼差しとでは、どちらが青年にとって有益なのだろうか。どちらかというと、研修医の眼差しの方ではないか。よいベテランとは、病気のかすかな徴候をとらえるのと同時に、大部分である健康な面を見失わず活かし続ける人だと思う。

六　眼差しがつくるもの

「不良」、「非行」、「問題児」などと呼ばれている青年もしばしば変わる。変わっていくにはさまざまな道があるのだが、その一つに「変わった人」との出会いというものがあるように思う。一人の子どもが、「不良」、「非行」、「問題児」と呼ばれるようになるにはそれなりの歴史がある。ある子どもの場合は、周囲のおとなが、子どもの何気ない行為を意図的になされた悪い行為と誤解し、しだいに「あの子は悪い子だ」と見なしていく歴史であったかもしれない。それを証明するかのように、子どもは「悪い」ことを行なってもいく。子どもだって「悪い」と言われれば、腹も立つし、やけくそにもなる。行動が荒れてくる。

そして、おとなの「悪い子」という評価と、それに反応する子どもの「荒れた行動」の間で悪循環が生じ、子どもは荒れた行動をとり続け、「悪い子」が子どもの身についていく。それは、動けば動くほど糸がもつれて解けなくなっていくようなものである。しまいには「たんこぶ」になって、ちょっとやそっとのことでは解けない。

そのような青年が変化するきっかけのひとつは、「変わった人」が現われることである。それは教師でも、近所の人でも、カウンセラーでも、誰でもいいのだが、ふとした拍子に「問題児」のもつよいところに気づき、「この子は本当はよい子なのだ。いろんな問題を起こすけど、こんなよいところがある」ということを言う人である。

それは、その青年の一面に過ぎないのかもしれない。あるいは、時にはまったくの誤解かもしれない。しかし、そこから何かが変わりはじめるのだ。その人の言葉は始めはあまり相手にされないのだが、言い続けているうちに、周りの人の中に「そう言えば……、あの子にはこんなところがある」とその青年のよいところに気づく人が出てくる。

そのようにその青年のよい面に周りの目が向くようになると、不思議なことにその青年が少しずつ変わりはじめるのである。「よい子」になっていくのだ（もちろん、「よい子」とはいったい何か、という問題もあるのだが）。

言ってしまえば単純なのだが、このような変化がゆっくりと展開していく。ここで、私たちが注意しておきたいことは、「この子はこんな子である」という先入観をもって見る眼差しが、青年をそのような青年にしてしまう、ということである。

青年を前にして、「問題児」にどのように対処したらよいか、という視点からではなく、自分が「問題児」と見なすことが「問題児」を作っているかもしれない、と、ふと立ちどまって自らの眼差しの与える影響について考える必要がある。「問題は、我にあり」ということは青年の問題に関する限り、決して稀ではないのである。

だから、青年に会う前に情報や知識をもちすぎることは自分の目をくもらせ、ありのままに青年をみることを難しくする。よいベテランの条件の一つは、情報や知識にしばられない「変わった人」になることではないか。そして、ふっとのぞかせる青年の意外な姿を逃さずとらえることなのだ。そこに、「たんこぶ」を解く糸口があることが多いのだから。極言すれば、それは「誤解」であってかまわない。「誤解」が糸口になり、本当になることがある、とさえ私は思っている。

曖昧なものに名を付け、言葉を与えるということには、プラス・マイナスの両面がある。

例えば、腹部の不快感があり「癌ではないか」と心配しながら毎日を過ごしていた人に、診察や検査をして「これは胃潰瘍です」という説明がなされることは、その人を安心させる力をもっているだろう。

しかし、テレビや新聞で「この頃、働きざかりの人に、胃潰瘍が増えています」と連日、報道されたとすれば、ある人にとっては早期受診、早期治療という恩恵をもたらすだろうが、健康な人の、ごく普通にある腹部の不快感をすぐに病的なものと結びつけさせ、いわば「胃潰瘍不安」とでもいうべきものを作ってしまうかもしれない。その報道がなければそのうち忘れていたものを、忘れられなくさせてしまうのだ。啓蒙活動は、新たな不安をつくるという副作用を伴う場合がある。

実際に波平恵美子氏は、東北地方の豪雪地帯のある地区が、予防医療の最重点地区に選ばれて以来、住民が「最近自分たちはからだが弱くなった」と強調する現象が起こったことを記している。「病気」という観念そのものが医療を行なう側と受ける側で大幅にくい違っており、住民側が医師や看護婦の示す「要注意」の事項のすべてを「病気」として理解してしまったためであるという。

精神科の病気の場合は、身体の病気以上に誤解や偏見が多く、啓蒙活動は欠かせない大切なものである。それでも、やはり同様の問題がある。病気の知識をもつことによって、それまでは、「少し変わった青年だな」というくらいに見られていたのが、「あの青年は病気だから治療を受けなければならないのではないか」と見られるようになることがある。

その眼差しの変化が、青年に、周囲の人が微妙に遠ざかっていくような感じを与え、さらには、孤立感や疎外感を味あわせることもある。それが、人間への信頼を失う決定的なきっかけになる場合もないわけではない。啓蒙活動は、それがどのような眼差しをつくるのか、ということを絶えず、考えながらなされる必要がある。

言葉にすることは、広範で曖昧であったものを結晶化したり、その一部を切りとって、明確にしていくという作業でもある。しかし、それには言葉からはみ出し切り捨てられていくものがあることにも留意しておきたい。それだけでなく、言葉にすることは、結果として言葉にしたものをより強く認識させるという働きをもつ。

例えば、「いじめ」という現象は、本来はさまざまな広がりをもっていたものであると思う。一方に、子どもが成長していく際に大切なものとしての「いじわる」する、されるという体験がある。特に保育園、幼稚園から小学校中頃までの、思春期以前のいじわるする、泣かされる、けんかする、仲直りする、という体験。これらの体験は人間関係において、青年が打たれ強くなることや適切なパンチを放つ力を育てるという不可欠のワクチンのような一面がある。人間関係における免疫や抵抗力をつけるといってもよいかもしれない。

しかし、もう一方に、新聞やテレビの報道にもあるように何人もの人間が集団となって一人の人間を、一方的にしかも長期間にわたって攻撃する、というような〝特殊な〟「いじめ」がある。このような「いじめ」はいわば「いじわる」の中の悪性な変異株のようなものではないか。これがどれほど害があるかは、いまさら言うまでもない。

最近、増えている「いじめ」事件の報道を聞いていると、「良性」のいじわる、子ども同士のぶつかりあいの時や場を奪ってきた大きなつけがまわってきたようにも感じる。今、起きている「いじめ」をなくすことだけに目を奪われてしまうと、もう一つの、人間関係における免疫や抵抗力をつけるような「いじわる」をも悪いものと見なしてしまい、その成立する余地を奪ってしまうという可能性があることも考えておく必要がある。一見、マイナスに見える体験も、「少量では薬、大量では毒」という場合も少なくないように思うのである。

誤解がないように繰り返すと、集団で、長期間、特定の個人に対してなされる「いじめ」は許されるものではない。同時に、子どもの世界をあまりにおとなが管理してきたというおとなの負うべき責任について一人ひとりが厳しく自分に問いただす時期であることも胆に銘じるべきである。

七　すりきれないために

さて、話をもとに戻そう。この章のはじめに精神科医になって四、五年が過ぎた頃、私がくたびれてきたことについて記した。それに対してはどのような処方箋があるのだろうか。

その一つは、きわめて平凡なことであるが、自分の思っていること、感じていることを「話す」ことである。治療関係の中で生ずるさまざまな感情を自らのこころの内にため込み、長い間、誰にも話さずにいると、生き生きとした感情が湧いてこなくなるようだ。特に責任という重荷を背負っていればいるほど、余計にそうなってしまう。

もちろん一方で、自らのこころの内にため込み時間をかけて寝かせることが、何かを豊かに発酵させるのも確かなのだが、長い間、自分を閉ざしているとやがてこころの内が枯れて硬直してくるのも確かなように思う。そうならないためには、ときどき人に話すことが大切になる。

言葉として口から出ることは、こころに溜まり圧力を高める重苦しいガスを抜く働きがあるし、声となって自分から離れることによって言葉を客観的に見直す働きもある。さらに、同僚が同じような経験をもっていることがわかると、みんな一緒なんだな、とほっとすることもある。

それには、検討会などとかしこまったものではなく、休憩時間にお茶を飲みながら、誰かを相手に話すことがいいようである。もちろんそれは、愚痴になっても一向にかまわない。少なくとも私は、検討会や勉強会よりも、お茶を飲みながらの、ご飯を食べながらの何気ない一言から多くのことを学んできたように思う。

私たちはどうもディスカッションということに不慣れなようだ。議論といってしまうとどうも堅苦しいし、批判とセットのようにさえ感じられる。お茶の時間とは、気楽に話し、意見を交換できるということを習慣にしたいものだ。


南アジアや地中海を旅していると、昼間、木陰に人々が集まり、お茶を飲んでいる姿をいたるところで見かける。うちわのようなもので虫を払いながら、談笑している人。将棋や碁のようなゲームに興じている人。ぼんやりと居眠りをしている人。哲学者のように、何かを考えているようでそのうち寝てしまう人（これは身近にもたくさんいるが）。

道ばたで広げられるさまざまな商売は多くは一人の手で行なわれる。手の届く範囲に品を置き、その横に座り、道行く人に声をかける。一つの品がやり取りされるのに、たくさんの会話が交わされる。そして、それを横で見て口をはさむ人がいる。これらは確かに、非生産的であり無駄だらけである。しかし、その姿を見たとき、なぜかほっとするのである。時間の流れ方が違う。ゆっくりとゆったりと流れているのだ。

そういえば、私が幼いときにも、このような時間があった。夕暮れ時、おとなたちは仕事を終え、道や樹に水を打ち、家の前に出した縁台で、話したり将棋をしたりしていたものだ。そこに微かに吹く風は心地よかった。食べた西瓜やかき氷も確かにおいしかった。線香花火もじっとがまんしながら輝き、やがてゆっくりと消えていった。

しかし、一人でできる商いはスーパーマーケットに追われ、昼間の談笑は、電話やポケベルに追われていった。時間の豊かさと、生産の豊かさは、相反するものなのかもしれない。でも、どちらの豊かさが大切なのだろう……と思う。

治療者をすり切れさせるものの一つは、この年々加速する時間であるように思う。治療者の内なる時間がスピードを増すとともに、特急電車に乗ったように一つ一つの風景にこころを留めることができなくなる。しかし、心理療法やカウンセリングは、そもそも人のこころの中の、時間の流れを変えることを応援するものなのではないか。言葉と言葉の間の沈黙を治療者と青年が共有しながら味わうことが、一つの風景を二人でじっと眺めることが、意味あるように思うのである。

そのためには逆に、青年のことを忘れる時間をもちたいとも思う。

誠実な治療者は、青年の苦しみを忘れず、二四時間こころに抱き続けやすい。青年の悩みが頭から離れることがない。それは、治療者を絶えずおさえつけるこころの重荷となる。青年の気持ちに寄り添い、共感することは大切である。

しかし、そのことを忘れることも大切である。肩の荷はしばしおろすことにより、新たに担ぐ力が湧く。同様に、青年の苦しみをしばし忘れることによって、新たに共感する力が蓄えられるのだと思う。

また、自らが病気になる経験も貴重である。診察をする側から見えることと、される側から見えることは、まったく異なる。される側は基本的に受動的である。まず、診察室の扉が開き自分の名前が呼ばれるまで、待たなければならない。待たされる時間は非常に長く感じられる。さらに、部屋に入れば、治療者の一挙手一投足に敏感になる。何気ない一言や微妙な振舞いが非常に気になってくる。些細なことに不安になり、些細なことに喜び、そして安心する。看護婦さんも処置などに忙しく院内を走っていて、なかなか声をかける間がない。

医者や看護婦は自らが病気になった瞬間から、される側を経験することになる。それは、再びする側に立ったときに、される側に対して生き生きとした目や耳をもつことを可能にするように思う。

人間はそもそもが壊れものなのだ。誰しも年とれば、使い込まれてヒビが入った茶碗のようになる。そう考えた時、治療者・患者関係は、健康な人間が、不健康な人間を治療し援助するというものではなく、「破れ鍋に綴じ蓋」的なものへと変わっていく。

それは、上から下を見るような落差のある関係から、よりなだらかな関係へと向かう契機となりうるものであると思う。縁がかけた茶碗を処分しようとする考えから、ヒビが入った茶碗をいとおしんで壊さぬように使おうという気持ちになる。

「病なく、身強き人」（徒然草、第百十七段）は、友として、治療者として、若干不適なのかもしれない。

第五章　支える人たちの疲労

一　ある教師の悩み

「どうしたらいいのか、わからないのです」とA先生は話しはじめた。顔には疲れがにじみ、寝不足のためか目の下にくまができ、声は弱々しかった。

中学校三年の担任をしていたA先生のところに、ある日、女子生徒が相談にやってきた。「私、先生に相談があるんです。でも、親にも誰にも絶対に内緒にしてください。約束してくれますか」と言って黙った。その生徒は教室ではあまり目立たず話をしない方だったので、A先生は心配になり思わず、

「わかった約束する」と答えた。すると、その生徒は少しずつ話しはじめた。幼いときから親が恐くて話せなかった。少しでも気にいらないことがあるとひどく怒る。それがとても恐かった。友だちから仲間はずれにされたことがあったが、親にいうと叱られるので一言も言わなかった。いつもこころの中で、もう一人の自分に話しかけていた。毎日が楽しくなくて、小学校の高学年のころから死にたいと思うようになった。でも、このことは親には話したことはない……。

長い時間、その生徒は話し、最後に、

「でも、先生なら私の気持ちをわかってくれるのではないかと思ったのです。これからも、話を聞いてもらえますか」と言った。悩みを打ち明けてくれたのがうれしくて、A先生は、

「よく話してくれたね」と答えた。

それからというもの、その生徒はたびたびA先生のところに話しにくるようになった。しかし、話をすればするほど、しだいに元気がなくなり、話の中で「死にたい」ともらすことが増えてきたのだった。

その生徒は、A先生といるときだけが安心できるといい、放課後はA先生のところに来て離れなくなった。下校時間になっても帰ろうとしないので心配で、自分の車に乗せて家に連れて帰ることがたびたびとなった。

A先生は親と話してみたいと思ったが、その生徒が毎回のように「親にも誰にも絶対に言わないでください」というので、親に連絡をとることもできずにいた。同僚にも話さず黙っていた。

そのうちに、A先生は進路指導などの仕事で忙しい時期を迎え、その生徒と話す時間があまりもてなくなった。それと機を同じくするようにその生徒は、授業中に、息が荒くなり気分が悪くなって倒れるという過呼吸発作（呼吸が荒く頻回になるため、血液中の二酸化炭素濃度が下がって、意識状態が低下したりすること）を起こし、保健室で休むということを繰り返すようになった。

そして、A先生が出張で不在のある日、ついにその生徒はうっすらと手首を切った。

「A先生は何をしているんだ」と教員の間で非難の声が上がった。

職員室でも非難の眼差しが自分に注がれているようだった。どうしようかと思い悩んでいるとき、ふと私のことを思いだし、訪ねてみようと思いいたった。

「いっそ自分が死んでしまおうか」と思うくらい悩んだという。

A先生は、まじめで熱心で、しかも優しい先生だった。「親にも誰にも話さないでほしい」というその生徒との約束を誠実に守っていた。しかし、考えてみればこれは難しい約束である。先生がたった一人でその生徒の問題を抱えなければならなくなる。

話さないで欲しいと言われたとき、「約束する。でも、君のため、どうしても誰かに話した方がいいと思う時があったら、君に相談する。それでいいかい」というくらいの含みをもたせた答えの方がよかったのかもしれない。しかし、これはなかなかとっさに出てくる言葉ではないかもしれない。

その生徒がＡ先生を自分の唯一の理解者と思い、依存的になっていったのは明らかである。しかし、その依存はＡ先生一人で引き受けるには大きすぎたように思う。Ａ先生も周りから支えられる必要があった。大きなものを支えるときには、支えをしっかりと支えるものがいるのだ。

私は、Ａ先生に、まず、同僚にそれまでの経過を話すこと、そして、親にもその生徒が苦しんでいることを話すこと、そして、その生徒には、

「あなたのことがどうしても心配だし、あなたに元気で生きて欲しいと思うから、お父さんとお母さんに会いに行くよ」と話すことを助言した。

Ａ先生が同僚に話してみると、同僚も悩んでいる様子のＡ先生を心配していたことがわかった。親に会うと親は親なりに、その子が最近、めっきり内にこもるようになったことを心配していたことがわかった。

そして、親に会いに行ってもいいかい、とＡ先生がその生徒に言ったとき、その生徒はしばらく迷ったが、最後は納得してくれたという。その生徒にも、親にわかってほしいという気持ちがどこかにあったにちがいない。経過を同僚と家族に話せただけで、Ａ先生はずいぶんと楽になった。

何かに熱心になると、知らず知らずのうちに視野が狭くなる。そして、周りとの関係が希薄になる。教師が知らないうちに孤立してしまうこともあるだろう。

その時は、誰かがそれに風穴をあける必要がある。誰かに話すだけで、誰かが経過を知っていてくれるだけで、重荷は少し軽くなるものである。その役割を身近の信頼できる人が引き受けることができれば一番である。

しかし、身近であるだけに相談しにくい場合もある。その場合、学校の外の相談機関が必要になる。教師のための駆け込み寺といったら、いいだろうか。ただ、残念ながら、それはまだまだ少ないのが現状である。

二　登校刺激

ある子どもが一週間学校を休んだ。

その子は朝になると、身体がしんどいといい、学校に行こうとしなかった。内科に行ってみたがどこも悪くないと言われた。母親がそのことを担任の先生に連絡すると、

「それは登校拒否の可能性があります。学校に行けと言わないでください。登校刺激を加えず、しばらく休ませましょう。専門家のカウンセリングが必要ですから、〇〇相談所に行ってみてください」と言われたという。

これを聞いたとき、私は愕然とした。それだけでなく、憤りが湧くのを禁じえなかった。登校刺激

を加えないこと、これは一つの原則のように言われている。しかし、それが原則になるまでにはそれなりの歴史があったように思う。

不登校の子どもに対して、まずは親が一生懸命学校に行かせようとしていた。むりやり、ひきずってでも行かせようとする、大声で叱る、それでも頑として行こうとしない子どもを見て、これはただごとではないと親は思う。そこで学校の先生に相談する。学校の先生が家庭訪問し、子どもに学校に来るように言う。

「来週からは来いよ。約束しよう」

それでも、子どもが学校に来ない。約束したのだからと、今度は先生と親が一緒になって子どもを学校に連れて行こうとする。それでも子どもは頑として行こうとせず、自分の部屋にこもる。そして、荒れる。手のうちようがなくて、

「しかたがない。しばらく、様子を見ておこう」ということになる。

そうすると、子どもは落ち着いてくる。もう、そろそろいい時期か、と思い、学校に行くように言う。そうすると、また自分の部屋にこもり、荒れる。

何故だろうか。この子どもは、学校には行っていない。しかしこころの中には、学校に行かなければならないという意識を強くもっている。だから、家にいてぼんやりとしているように見えるときでさえ、学校に行かない自分はダメだ、と自分を責めているのだ。自分の部屋に閉じこもっていても、いつもハラハラ、ドキドキしていて、くつろぐ時がない。

そんなふうだから、学校に行くように言われると、追いつめられてどうしていいかわからなくな

り、悩みがこころからあふれ出て、どうしようもなくなって荒れてしまう。そのような子どもに対して、学校に行くように言わず、家で休むことを提案することには意味があるし、必要でもある。

「学校に行ってないけど、気持ちは休んでいないいんだよね。いつもハラハラドキドキだね」と言ったとたんに、何も話さなかった子どもがぽろぽろと涙を流したのを思い出す。

登校刺激を加えず、学校を休むように言うことは、子どものこころが苦痛によってそれ以上傷つくのを防ぐ、ということからはじまったのだと思う。

やがてこれが一つの原則のように学校の先生にも家族にも受けとられていった。問題はここからはじまる。原則が一人歩きを始めるのである。先ほどの例のように、「学校に来いとも言わない。いきなり相談機関に行くことを勧める」ということが、学校に行かなくなった瞬間に決められるというようなことが起こるようになった。もちろん、これは稀なことのように思う。多くの現場の教師は自分たちができることを模索している。

ただ、この例外ともいえる対応に、これが近い将来、最初の選択としてマニュアル化されたら大変だな、と感じたのである。これは私の単なる危惧だといいのだが。

「学校に来い」という教師と子どもの間には、少なくとも何らかの関係があった。すぐに功を奏さないとしても、その熱意や誠意はどこかで伝わる可能性があった。しかし、登校刺激を加えないという原則が一人歩きするようになると、教師は手を出さない方がよい。手を出さなくてもいい。専門家にまかせておけばよい、ということになる。早期に専門家に、特別な相談機関にという道ができる。そこでは、教師と生徒の関係はなくなってしまう。

登校刺激を加えないということは、子どもと関わらない方がいい、ということではないのだ。現場の教師たちは今すでにたくさんのことを生徒と共にしてきている。その信頼関係の上にこそ積み上げられるものはたくさんあるはずなのだ。何が子どもにとって最善かということを考え続ける熱意と誠意は、知識や技術に勝る、人を助ける上での第一選択なのではなかろうか。

三　専門家の役割

「問題」を呈する青年はできるだけ早期に専門家に診てもらった方がいいという考え方がある。「問題」と括弧をつけたのは、私なりの理由がある。

「問題」は、誰にとって、何が問題なのかがしばしば異なるのである。たとえば、教師にとって問題な青年が、家族にとって問題な青年であるとは限らない。また、逆の場合もある。教師にも家族にも問題な青年が、本人自身は問題をまったく自覚していない場合もある。

青年の援助において留意したいのは、援助というものは最終的には、当の本人には自覚されていないかもしれない「青年自身の問題」に向かわなければならないということである。すなわち教師や家族にとっての問題より、本人にとっての問題を優先しなければならない。

「問題」は、まずは青年が自身の手で解決しようとしたはずだ。周りの人は気づかなかったかもしれないが。自分でうまく解決できないとき、「問題」は親や教師に相談されるようになる。そこで解決される問題も多いであろう。それでも解決されないとき、「問題」は専門家に相談されることになる。

先ほども述べたように、この道すじは自然な成行きではある。しかし、特に後半の部分、家族や教師から、専門家へと向かう道には注意が必要だ。青年の「問題」がすぐさま、家族や教師の手から専門家へゆだねられることには、それこそ多くの問題がある。

特に教師は専門家に任せたという意識や、専門家の邪魔をしてはいけないという意識のため、それまでの青年への関わりを控えてしまうことがある。これは、とても残念なことである。

教師の青年との関わりは、かけがえのない意味がある。担任教師の家庭訪問の際に絶対に会おうとしなかった青年が、その担任教師の訪問が遠のき、やがて訪れなくなったとき、「学校に見離されてしまいました」と淋しそうに話したのを私は忘れることができない。

直接には会わなくても、担任教師が訪問してくれていたことは、「うれしかった」のだ。それが途絶えたとき、学校との最後の糸が切れたように感じたのである。

専門家のところに行くということは、教師として自分たちにできることの限界を超えたようなイメージがある。特に、「○○病」「××障害」などと病名がつくと、なおさらである。自分たちが不用意に関わると悪くするというような心配も生じてくる。そして、つい関わりを控えてしまう。

専門家と言われる人も、青年や家族が自分のところにやってくることがもつ意味について、つねに留意しておく必要があるだろう。自分の見ている場所が病院であれば、通って来る青年は「病気」と考えられやすいものだし、相談機関であれば「心理的問題」と考えられやすいだろう。

そして専門家が不用意に青年の治療や援助を引き受けることによって、彼を現実の偏見や誤解の中に引き入れてしまう可能性があることにも留意しておきたいものである。もちろん、一方で精神科の病気などに対する偏見や誤解をなくする啓蒙的な活動が必要なことは言うまでもない。

中学校で屋上の手すりの外に出るという危険な行動を繰り返す青年がいた。教師は、説得してもその危険な行動をし続ける青年の家族を呼び、

「精神科に行くように。これだけ注意をしても守れないのは病気だと思う」と言った。

青年はいやいや、家族は釈然としないまま、病院にやってきた。そして、診察室に入ってきた時から、すでに青年は怒っていた。家族も怒っていた。少しずつ、事情を聞かせてもらううちに、怒る理由が私にもわかった。教師以外は誰も病院にくることに納得していないのである。

「それは、腹が立つよね」と私も言った。

せっかく来てくれたのだから、無理がない程度に話を聞かせて欲しいと言うと、青年はしぶしぶと話し始めた。勉強がわからなくて学校がおもしろくないこと。しかし、つっぱりグループには入れてもらえなかったこと。何とかみんなをあっと言わせたかったこと……などである。

「君は病院にくる必要はないと思う。でも、誰かに相談することは大切だと思う。学校の先生の誰かに相談できる人はいないだろうか。学校以外にも相談するところもあるけどね。もし、君が望むならこちらでも相談できるしね。後で、考えてみてくれないか」と話した。

もし、この青年を私が通院するように勧めたら、学校の先生は、

「やはり、病気だったんだ」と思うであろう。

それが、学校の中でのその青年の立場をよりよいものにするとは、私には思えなかった。より孤立

へと追い込んでいくように感じたのである。

専門家は、引き受けることのもつ社会的意味を絶えず考えておきたいものだ。そして、あえて引き受けないことを決断することも大切なのではないだろうか。

本来、社会には「問題」をもつ青年に対する援助装置のようなものがあった。近所に世話やきのおじさん、おばさんは結構いたし、お寺の和尚さんや町工場の社長さんは面倒見がよかったように思う。「問題」をもつ青年は地域社会のそのようなおじさん、おばさんたちによって、面倒を見られていた。

「今でこそ一人前じゃが、あれも昔は乱暴者でな。わしがよう言うて聞かせたものじゃった」と言われる人も少なくなかったように思う。このような世話焼きや面倒見のよい人が少なくなった（その力を発揮できない世の中になったのかもしれない）その穴埋めを、精神科医やカウンセラーがしているのだろうか。アメリカの小説を読んでいると、信頼する家族や友人の役さえも、精神科医やカウンセラーの仕事になっている時代が来ているようだ。

しかし、これは単に、世話焼きおじさんやおばさんが精神科医やカウンセラーになったというだけの問題ではないのである。以前なら、「あの時は荒れていたけど」と言われていた人が、現代では「病気」や「障害」になってしまうことがあるのである。それには、精神科医やカウンセラーを訪れるということ自体がそのような意味をもちやすいという理由だけでなく、病気と診断される範囲が広がっているという理由があるようにも私には思える。いずれにしても「荒れてはいたが立ち直る」のと「病気が治る」のとでは違う。私には、荒れてはいたが立ち直った、という道が多い社会の方が豊かな社会のように思えるのだが。

そのようなことを考えるようになって、私は「問題」をもつ青年を専門家のもとに速やかに訪れさせるというシステムに疑問を抱くようになった。専門家は、もっと控え目であるべきだ。そして、青年に直接、関わっている家族や教師を、黒子のように支えることの方に意味があるように感じるようになったのである。

専門家は、直接、青年に関わるのはできる限り少なくしたほうがよい。その代わり、間接的に、青年に関わっている家族や教師、そしてその他のおとなたちを支えたらどうだろう。家族や教師は、大きな力をもっている。その力が充分に発揮できるように応援したいものだ。

四　よもやま話

ある知り合いの高校の先生が学校の中で教育相談を担当している。その先生はいつも、「私がしているのは『よもやま話』なのです」と言うのである。

先生がこの教育相談を担当するようになったとき、彼は心理療法やカウンセリングについていろいろと本を読んでみた。そして、これは中途半端にできるものではない、と思った。そこで自分にできるとすれば、人生の先輩としての「よもやま話」ではないかと思ったのだという。そして「よもやま話」をする役として教育相談を位置づけたのだ。

こんなことがあった。それは、先生が担任し、私が思春期外来で担当した青年についての話である。

その青年は、自分の身体から変なにおいが出ていて皆に嫌がられている、と悩んでいた。教室に入るとクラスの皆が顔をしかめたり、クスンクスンと鼻をならしたり、咳ばらいをしたりして、皆が自分のにおいを嫌がっているのが、すぐにわかると言う。

そのため、青年は教室の中では、いつも周りに気を使って緊張しっぱなしで、授業を聞く余裕はまったくなかった。そして、ついにある時からポキンと枝が折れるように、学校に行かなくなってしまった。その年は留年したが、翌年四月から、再び登校をはじめた。その時、私にはなぜその青年が登校できるようになったのかわからなかった。

そういえば、とその先生は話をはじめた。その青年が休学中に、ふとしたことから将棋に興味をもっていることを聞き、それで「将棋でも指しに来んか」と誘ったところ、その誘いをうけて青年がその先生の部屋に来るようになったという。

それ以来、青年は時折先生の部屋に将棋を指しにくるようになった。その先生は将棋部の顧問をしており、先生自身もなかなかの指し手のようであったが、青年と将棋を指してみて「この子はなかなか筋がよいな」と感じたという。

「攻めるときには攻めるし、守るときには守る。なかなか臨機応変なんです」

そして、四月から青年は学校にくるようになり、将棋部に入って将棋を指すようになった。

私はこの先生との出会いが青年が学校に行けるようになった理由であると直感した。先生は、青年に「ああしろ。こうしろ」というような指示的なことは一切言っていない。ただ、将棋を指し、その後にどう駒を進めればよかったか、などの話をしただけなのである。その青年は興味を持っている将棋を指し、そして次第に技量が向上し、ますます将棋の世界に引き込まれるようになった。

先生は、ただ将棋という世界のおもしろさをその青年に伝えただけなのだ。世界はおもしろいということを青年に伝えること。しかも、説得でも説教でもなく伝えること。何の役に立つのだろうかと思うようなことを通して、知らない間に何かを伝える。

「よもやま話」は、その先生がこの世界をどのように見ているのか、ということを自然に伝えることであるとも思う。青年や家族の心理に直接、触れるのではなく、「よもやま話」を通して何かを伝えるのは、絶妙の心理療法、カウンセリングではなかろうか。

五　風邪はどのようにして治るのか

私たちはよく風邪をひく。風邪をひいたときには、病院を訪ね、診察を受け、薬をもらっているが、それにはどういう意味があるのだろうか。

実際、今のところ風邪のウイルスをやっつける薬はない。風邪薬は、熱や頭痛を和らげる消炎鎮痛剤、せきをとめる鎮咳剤、鼻水をとめる抗ヒスタミン剤などを調合した薬であり、風邪を根本的に治す薬ではなく、いわゆる対症療法の薬である（それに対して、細菌を殺す力をもつ抗生物質は、病気の原因である細菌を殺すので原因療法の薬と言われている）。

しかし、風邪薬を飲んで休んでいると風邪は治るのである。でもそれは風邪薬が風邪を治しているのではない。確かに風邪薬は風邪の苦痛な症状を和らげ、風邪が通り過ぎて行くのを待つことを容易にしてくれる。だが、実際に風邪を治しているのは、人間の身体に備わっている治る力、自然回復力によるのである。どのような病気もこの自然回復力を味方にしなければ治るものも治らない。自然回復力がその力を充分に発揮できるように応援することが大切なのである。

私たちは、風邪をひいたとき、自然にいくつかのことに気を付けている。

第一は、先ほど述べたように風邪の苦痛を和らげるということである。風邪薬がこの代表であるが、寒気がする時の湯たんぽ、熱が出た時の水枕などいろいろなものがある。

第二は、風邪をこじらせないように気を付けるということである。「風邪は万病のもと」という諺どおり、風邪の時、無理をすると肺炎などの大きな病気になりかねない。だから、仕事や勉強も控え目にし、夜更しや不摂生をせず、暖かくしてゆっくり休養することが大切になる。軽い寒気のある時には、たまご酒なんかも身体が暖まっていいものだ。

実際、健康の秘訣は小さな病気を大切にして、ていねいに養生することだと思う。小さな病気は、大きな病気のブレーキの役割や危険を知らせるサインの役割を果している。

第三は、栄養をとり体力をつけることである。おばあちゃんの時代の「滋養」という言葉の方がふさわしいかもしれない。体力をつけるといっても、体操やジョギングをすること（知人に風邪のときには身体を動かして治すという人もいるが、少なくとも私にはできない）ではなく、栄養のあるものを食べるということである。風邪をひくと食欲も落ちる。

だから、お母さんは風邪の時、こころをこめて美味しい栄養のある料理を工夫する。私たちの子ども時代は、風邪をひくと当時はチョコレートと人気を二分していたバナナを食べることができた。もちろん、バナナにはその栄養価以上に、子どもを元気づける魔力があった。

ついでに言うなら、何でも食べられる現代の子どもたちは魔法の食べものを失ってしまったのかもしれない。

第四は、気力を保つということである。風邪をひくと、身体もだるいし、気分もうつうつとしてくる。しかし、昔から「病いは気から」というように、気力はとても大切なものである。最近、進歩している精神免疫学の研究は、精神状態と身体の免疫が深く関係しており、気力や闘病心を保つことが重要なことを教えてくれている。実際、気が張っているときには風邪はひきにくいし、ほっとした時に風邪はひきやすいものだ。そういう意味では、小さな風邪は気が張っていた間に溜まった心身の疲れをとるという役割をもっているのかもしれない。

第五に、待つということである。前述したようなことに注意しても、風邪を早く治すことはできない。病いには治っていく固有のスピードというものがある。もちろん、そのスピードには個人差があるが、そのスピードを早めることはできないし、早めようとしてはならないと思う。それは、充電時間のようなもので、身体が必要としている時間なのだ。だからこそ、待たねばならない。

私たちは、風邪をひいた時、このような点に自然に注意をしている。それが、風邪が自然に治るのを助けてくれているのだと思う。これをもう一度まとめてみると、

⑴苦痛を和らげること、⑵こじらせないこと、⑶体力をつけること、⑷気力を保つこと、そして、⑸待つこと、である。

よく考えてみると、昔からいう「養生」とはこういうものだったのではないだろうか。繰り返しになるが、風邪は治してもらっているのではない。自然に治っているのである。治しているのは、身体に備わっている自然回復力である。医師や家族は、その治るのを助けているのである。風邪以外でも多くの病気は治してもらっているように見えて、実は自然に治っているものが多いと思う。悪いところを切ってとる外科手術や細菌を殺す抗生物質でさえ、自然に治る力なしには最終的な回復は望めないのだ。

六 こころの風邪

こころも風邪をひくことがある。

風邪をひいたときでも、高い熱がでたり、それほどしんどくなければ、早めに休んだり、たまご酒や家にある風邪薬を飲みながら、病院に行かずに自分で治してしまうように、こころの風邪も精神科医やカウンセラーに相談することなく自然に治る（解決する）ことも少なくない。

だが、自分には荷が重いなあ、とつらい気持ちが強いなら、気楽に専門家に相談してみることも一つの方法である。ただし、専門家がすることも、基本的にはこころの風邪を治すのではなく、治るのを援助する、あるいは青年が自分で治すのを援助することなのである。私は、こころの風邪も身体の風邪と同じように養生が大切なのではないかと考えている。

第一に、苦痛を和らげようではないか。周囲の人が、青年の気持ちやおかれている状況を理解し、つまずいている人の、つらさや苦しみをともに味わおうとする姿勢は、こころの苦痛を少し和らげてくれる働きがある。自分の苦しみをこの人はわかってくれると感じたとき、こころの苦しみはほんの少し楽になり、耐えやすいものになる。

例えば、家に引きこもっている青年などの場合は、家にいても学校のことが絶えず気になっていて、行かなければならない、でも行けないなどと、こころがせめぎ合っていることが多い。そのため、普通は、学校に行くようにというような言動を控えることが、苦痛を和らげることになる。

現実には、苦痛を和らげるどころか、ますます強めるものがいろいろとある。その一つは、こころの病気に対する誤解や偏見である。「こころの病気は恐ろしい、何をするかわからない。治らない」などというこころの病気に対する偏見が、こころの傷口に塩をなすりつけている。

「こころの病気は、こころが弱いからおこる。甘えている。怠けている」という誤解が、追い打ちをかけている場合もある。このような、誤解や偏見をなくす地道な努力が私たちに求められているのはすでに述べた通りである。

第二の「こじらせない」ということは、周囲のおとなが不必要な争いをおこさないということである。家庭内に誰かこころの問題や病気を持つ人がでたとき、しばしば何が悪かったのか、という原因探しがはじまる。そしてそれは、誰が悪かったのかという犯人探しの様相を呈してくる。一番多いのは、母親が悪いという反応だ。

「子育ては母親にまかせておいたのに、育て方が悪いからこんなことになった」と母親が責められる。そのうち、

「父親が家庭をほっぽりだして、子育てにまったく関わらなかったのが悪い」と父親が責められる。さらには、

「何かあるとすぐにものを買い与えて甘やかしたおばあちゃんが悪い」と祖母が責められる場合もある。

一見平和そうに見えた家族が問題を抱えることによって、お互いを責めはじめるのである。その結果、家庭の雰囲気はとげとげしいものになり、時には、家族がばらばらになることもある。両親の仲が悪くなることも、時には離婚話がもちあがることも決して珍しいことではない。生じた問題は家族にとっての大きな試金石となるのだ。

私は、問題が生じたときこそ、家族が力を合わせるということを考える時だと思う。原因や犯人を探すことが、必ずしも問題が解決することにはつながらない。家族の眼差しを、過去から現在そして将来に向けることが大切なように思う。起こった問題を、よりよい家族再生の機会と捉えることはできないだろうか。

しかし、協力するということは、家族の中だけのことではない。家族と教師が協力するというのも大きな課題である。家族と教師はしばしば相互不信の関係におちいりやすい。家族は教師の理解がないと感じ、教師は家族の理解がないと感じやすい。同様に家族は教師の姿勢に原因を求めやすく、教師は家族の姿勢に原因を求めやすいものである。

それは、いずれも一面の真実をついていることも多いのだが、それによって生ずる相互不信から、豊かなものが生まれる可能性はない。子どものために、今、親と教師ができることは何か。そこから

はじめたいと思うのだが。

第三の「体力」は、小さな体験を積み重ねることによってついてくる。青年の場合は、不安や恐怖などを感じると、家に引きこもる、という形をとりやすいものである。引きこもりが比較的長期になってくると、結果として家族以外の人との接触が減り、現実体験、特に人間関係でのさまざまな経験が不足し、いわば栄養失調、こころの「からだ」がやせてくる。こころの筋肉をつけるため、旅やアルバイトなどの、外に出て何かをすることを勧めてみたり、たまり場に行くことを勧めたりするのである。さらりとではあるが。

第四の「気力を保つ」ということは、自分に対する自信や誇りを保つということだと思う。こころの悩みやこころの病気は、別に自分が悪いことをしたために悩んだり、病気になった訳ではないのに、何か悪いことや恥ずかしいことのように感じてしまいやすいものである。

例えば、不登校などで家に引きこもっている青年に、「君は、何も悪いことをしていないよ。法律に触れることもしてないし、人を傷つけているわけでもない。ただ学校に行っていないだけだよ。それは別に悪いことではないんだよ」とよく私は話すのだが、それでも、

「でも、やっぱり学校に行かないのは悪いことでしょう……」と言う子どもは少なくない。子ども自身が自分自身を許せないのである。悪いことだという思いこみに強く縛られているのである。これは苦しいものだ。このように自分は悪いことをしているという意識が長く続くと、やがて自分はダメなつまらない人間であるという意識が形づくられることがある。自分で意識することはなかったかもしれないが、それまでの自信、誇り——存在そのものがもつ誇りというべきもの——がズタ

ズタに傷ついてしまうのだ。そのことは青年にとっての生きることをより困難にしていく。これは何としても避けたいことである。

存在そのものの誇りとは、人は人、自分は自分というところからはじまるべきものだろう。一人で生まれ、一人で死んでいく自分が、懸命に生きている、というところに生ずる誇りとでも言おうか。各々の人が、各々の花を咲かせる。そして、各々の花は、各々に美しい。というようなことだろうか。私たちは自分のおかれている現実を引き受け、自分なりの花を咲かせるべく生きている。

ただ、不登校に関して言えば、状況は少しずつ多様に開放的になりつつあり、自分の考えとして、学校に行かないことを決断し、胸を張って自分の道を歩んでいる青年も増えてきているようだ。ここで、誤解のないように付言すると、私は不登校を「病気」とは考えないし、「問題」とさえ捉える必要のない場合が多いと考えている。前述したように、不登校が子どもの決断であれば、それは「問題」ではなく、明らかに一つの生き方である。その一方で、子どもの決断による多様な生き方を受け入れられるような社会にしていくというおとなの責任もあるだろう。

そして、最後に大切なことは「待つ」ことである。

例えば、何かを言うことも時には大切である。でもそれが通用するのであれば、もっと早く解決しているであろう。何かをすること、させることも時には大切だが、それが役立つのなら、やはりとっくに解決しているであろう。そのようなやり方が役に立たない。それどころか時には、問題を激しくする。そんな時には、「待つ」ことしかできない。

「待つ」というのが本当は一番難しい。子どもに変化がないとき、ただこのまま待っているだけでいいのだろうか。何かしてやれることはないのだろうか。つい思いあまって、他の人に相談すると、「そんなことをしてたらだめよ」と言われる。そして、迷ってしまう。無理にでも説教して、首ねっこをひっつかまえてでも、何かをさせることはできないだろうか……？

「待つ」にはコツがある。例えば一喜一憂しないこと。日に日におきる小さな変化にはとらわれず、週単位、月単位でみるようにする。要は、大きな流れをみるということである。少しずつ元気になってきたとか。明るくなってきたとか。

親が子どものこと以外のことを考える時間をもつということも大切である。いつも子どもの顔をみたり、気配を感じたりしながら、暗い顔をしてため息をつくというのは、子どもにも親にもたまったものではない。

親も友だちとおしゃべりをしたほうがよい。それまでやりたくてもできなかったことをやってみたらいい。思わず話し込んで、すっかり遅くなり、あわてて帰ってきて時には子どもに心配をかけてしまう。その位が子どもには負担にならないのかもしれない。

子どもの数が減っただけ相対的に親は増えているのだ。昔一〇人兄弟に、親が二人いたとすれば、今の二人兄弟には昔の一〇人分の親がいることになる。今の五分の一の働きでいいのである。ただし、兄弟同士で面倒を見合うことも減っているので、そこまでは手を抜かないで頂きたいが。

ともあれ、家から離れて子どものことを忘れる時間をもってみてはどうだろう。そうこうしているうちに、Aさんのこと、Bさんのこと、Cさん、Dさん……といろんな人に気づきはしないか。大切なことは親も子も、人間関係の網の目に支えられている自分に気づくこと、生かされている自分に気づくことではないだろうか。

七　見守る

人間とは不思議なもので、自分で経験してみないとわからないところがある。親の気持ちがわかることもその一つである。

私が青年の頃、親に反発する私に母親が、

「あんたも親になったら、わかる時がくるよ」と言ったのをよく憶えている。

もちろん、その時にはわからなかった。精神科医になっても、若い頃には親の気持ちが本当にはわからなかったように思う。頭ではわかっていたが、実感としてはわかっていなかった。

幻想かも知れないが、若いというだけで青年の気持ちは逆によくわかるような気がしていた。今になってみると、青年に共感し過ぎて、青年を煽るようなところさえあったのではないかと反省もしている。自分が結婚し、子どもができ、そして子どもが成長してくるにつれて、しみじみと親の気持ちがよくわかるようになってきた。もちろん、これも幻想かもしれないのだが。

精神科医になった頃は、言葉で表わさなくてもどこか親を責めるような姿勢があったのではないだろうか。少なくとも、青年の言い分の方がもっともなように感じていたのだ。その、親を責めるような気持ちは、ある時からふっと薄らいでしまった。親も苦労しとるなー、としみじみ思うようになったのである。

しかし、児童期、青年期のこころの問題について書いてある本を読むと、しばしば親の養育が子どもや青年の問題の原因のように書いてある。確かに私も養育のあり方は大切であると思う。少なからず子どもや青年の問題に影響を与えているだろう。

しかし、それを親の側からみるとどうだろうか。私なら、自分を責め、自信を失うだろう。その結果、何か豊かなものが生まれてくるのだろうか。親が自分を責め、自信を失うとき、子どもだけが元気になるとはとても思えない。

少なくとも子どもや青年の相談にやってくる親たちは、子どものことを心配しているから来ているのだ。表現の仕方は別にしても、子どもへの愛情はしっかりと基盤にあるのだ。

こころの風邪のところでも少し触れたが、私は家族を前にしたとき次のようにいうことがある。

「昔を振り返って、自分たちの子どもへの態度を考えてみることも大切です。でも、それは今、そしてこれから子どもにどのようにしてやればいいのかを、考えるためです。自分を反省することは大切です。でも、私の経験では、もし、何か問題があったとしても、その時には、そうせざるをえなかった事情がある場合が多いように思うのです。決して、自分を責めないで下さい。それよりも、今、そしてこれから、子どもに何がしてやれるかを考えましょう」

過去を振り返るのは大切である。でもそれはあくまでも、これからをよりよくするためのものである。このことだけは忘れたくないと思う。

親は迷うものである。つくづくそう思う。例えば、「見守る」という言葉がある。精神科医やカウンセラーはよく「口出しをせず、見守ってあげて下さい」という。これが、言うは易く行なうは難し

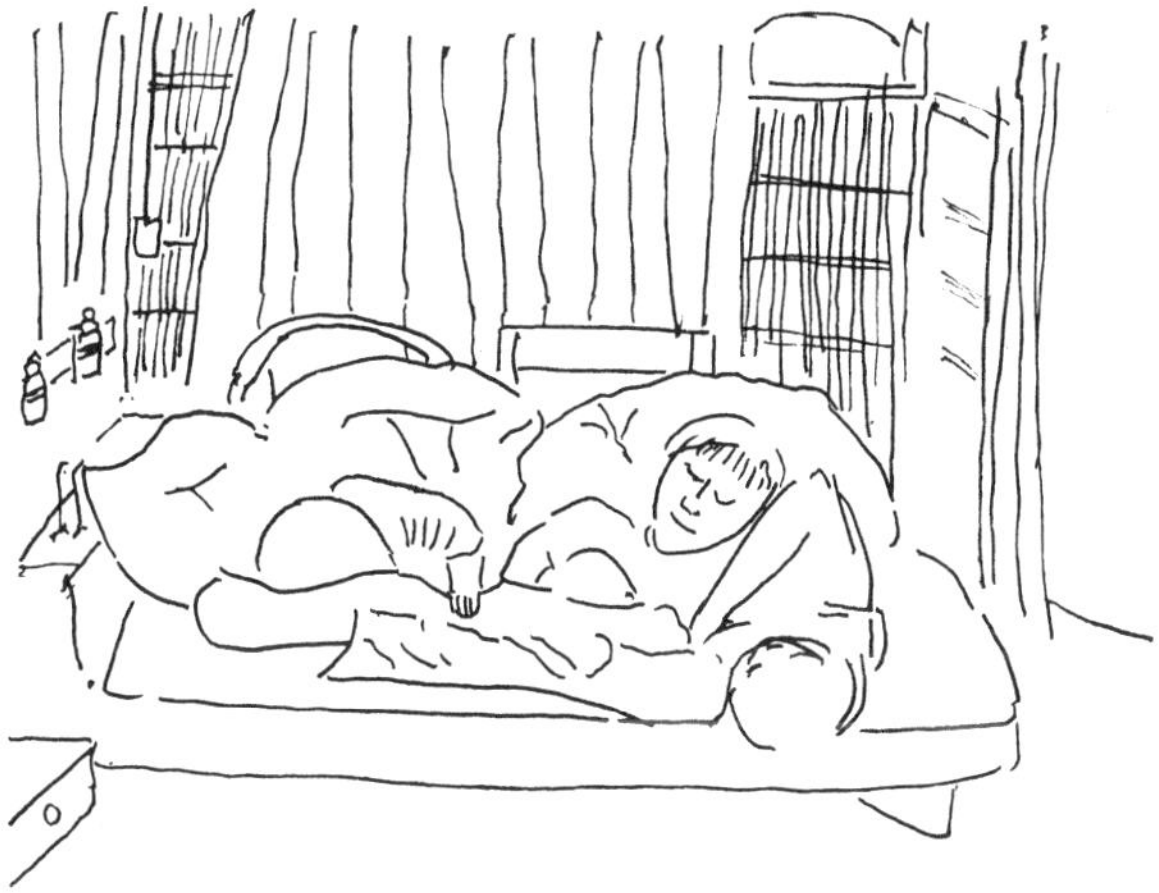

家　族

なのである。

たとえば、家に引きこもっている青年の家族に、「学校に行けと口うるさく言わず、見守ってあげてください」というと、次のようなことが起こることがある。学校に行けとは言わない。ただ、朝、学校に行く時間になると、家族みんなが息をつめたようになり、子どものランドセルや制服をじーっと眺める。そして、時計がボーンと九時を知らせると、ふーっとがっかりしたようなため息をつくのである。

また、思春期のやせ症の青年の場合は、食事を食べるのが遅くなり量も少なくなるので、心配のあまり親がつい「食べなさい。食べないと病院に入院するようになるわよ」などと言ってしまう。それで、問題がこじれてしまうことがあるので、

「食べるように口うるさく言わずに、他の話題にしてください。今は見守る気持ちでね」などと助言する。

そうすると、こんなことが起こることがある。「食べなさい」とは言わない。しかし、子どもがゆっくりとおかずを口にもっていくのを、家族全員が固唾を飲んで見守る。一口、子どもが食べると、家族みんながゴクンと唾を飲みこむのである。

見守るのは形の問題ではなく、雰囲気の問題である。固唾を飲むというような緊張した状態ではなく、いかにくつろいだ、しかも安全な雰囲気を作るかである。言葉で言うのは簡単だが、実際にそのような雰囲気をつくることはなかなか難しい。

親子は四六時中、顔をつき合わせているのだ。精神科医やカウンセラーは、たかが週に一回一時間である。この接触時間の違いは決定的である。

精神科医やカウンセラーは接触時間が短いからできるのかもしれない。家族のように子どもが心配のあまり冷静さを失うのでもなく、赤の他人のように冷静にものごとをみるのでもなく、親身でありながら冷静さを保つところに、そのよさはあるのだろう。接触時間はそのような距離を保障してくれてもいるのだ。

「これは、私が週に一回会うだけだから、このように言えるのです。少し、離れていますからね。でも、私がお父さんやお母さんの立場だったら同じように迷うと思います。いつも子どもと一緒にいると、迷うのが人間です。迷いながらでいいから、少しずつやっていきましょう」と私は言う。実際、私も迷いながら親をしているのだから。

第六章　生かされて生きる

一　言葉にすること——言語化

M子さんは、診察室で挨拶をかわし話を聞こうとすると、もじもじしはじめ、しだいに息が荒く、か細い声になり、最後には言葉が出なくなってしまった。

市内の高校に通う高校生で、学校や家で過呼吸発作や手足に力が入らなくなり立ち上がれなくなるということを繰り返していた。内科や神経内科で診てもらったが異常がなく、私のところを訪れた。彼女から詳しい話を聞こうとしたとたんに、言葉が出なくなってしまったのである。しばらく言葉が出るのを待ったが、結局その日は言葉は出てこなかった。

翌週、M子さんは診察室に入り、「こんにちは」と挨拶をして椅子に座ったまま、言葉が出なくなってしまった。そして、しだいに呼吸が荒くなり、話すどころではなく、処置室のベッドで休んでもらわなくてはならなかった。

三回目の診察の時も、M子さんは椅子に座ったものの言葉が出なかった。しかし、唇が微かに動くのが見えたので、彼女が私に何かを話そうとしているのだと思った。

「話そうと思うのだけど、言葉が出てこないんだね」と聞くと彼女はこくりとうなずいた。

「いろいろと話そうと思って部屋に入ってくるんだけど、いざ、話そうと思うと胸が苦しくなったり、喉がつまったような感じになるのかな?」とたずねてみた。彼女は再び、こくりとうなずいた。

そのころから、しだいに呼吸が荒くなっていった。

「この次は、話そうと思うことを何でもいいから紙に書いてきてくれないか」と話した。

四回目、M子さんは診察にはいるとまず手紙を私に手渡した。それは、長い手紙であった。

「今日はいろいろ話そう」と思って診察室に入るのだが、話そうとすると胸がドキドキして、息が苦しくなり、そして頭がぼーっとして話せなくなること。このことが、診察室だけでなく、学校でも家でもおこること。そして、自分のつらい気持ちを誰もわかってくれないこと。自分は親が思っているようないい子ではないこと。今はあまり友だちがいなくて休み時間も一人でいること、などが書かれていた。

その手紙を読み、一つひとつを確かめるように言葉に出してたずねると、彼女はその度にこくりとうなずくのであった。

彼女は、幼い頃からお茶やお花、日本舞踊などを習い、まるで日本人形のように可愛い子どもであったという。それが親の願いでもあった。おとなしくて、控え目で、よく気がつく子どもとして、思春期に入るまでは何の問題もない「いい子」と思われていた。

M子さんによると、中学の二年生頃から少しずつ友人関係で悩むようになった。控え目で自分の考えを言わない彼女を、周りの友人は「可愛い子ぶってる」とか「おもしろくない」と言いはじめたのである。自分のイメージを変えようと一生懸命に努力してみたが、いざ自分の方から話そうと思うと、なぜか恐くて話せなかった。いったい何を話していいのかも、わからなかったという。そのうち自分の考えや気持ちをきちんと話そうと思うと、胸がドキドキして、息が苦しくなるようになったのであった。

彼女の話を聞いているうちに、これは私も含めた日本という国に生きる人々が抱えている問題ではないかと思うようになった。「おとなしくて、控え目で、よく気がつく」とは「いい性格」として、これまで求められていたものではないだろうか。特に、女性には、自己抑制的で、人に合わせることのできる性格は期待される人間像だったのだと思う。M子さんはその意味で完璧すぎたのではないか。

実際、彼女は同年代の子どもよりも日本人的な「女の子らしさ」を求められ、それに応えてもいた。ところが青年期に入り自分を言葉で表現することを教師や友人に求められたとき、自分を表現することは親の期待に背くように感じられ、とても恐くなったのだと思う。自分を表現することが何か悪いことをするように思われたのだろう。また、いざ言葉で話そうとすると、いったい何が自分の考えや自分の気持ちなのかわからなくなったのかもしれない。

M子さんの課題は、西洋からの問いとして、私たちみんなが多かれ少なかれ抱えている課題ではないだろうか。考えや気持ちを言葉にすること、すなわち言語化は、私たち日本人が、それも特に青年期において「自分」をもとうとしたとき、直面する課題だろう。

それに対して、西洋の文化を一番良いものとして、それに自分たちを近づけていくという視点からではなく、さまざまな文化はそれぞれの良さを（もちろん同時に問題も）持つ対等なものであるという視点から、答えを探って行きたいと思うのだが……。

少し回り道をしよう。

私たちの文化は、言葉以外の伝達が発達していた文化であったように思う。相手の気持ちを察して、その気持ちに添うように動くことや、合わせていくことが、個々の人間に求められていた。それは、農村共同体においてできる限り不協和音を立てず、田植えや稲刈りという共同作業をするために発達してきた知恵であった。

そこでは、個と個の差を明確にするものとしての言葉は必要とされなかった。言葉に求められていたのは人間関係の潤滑油としての働きだったのだと思う。「私は○○であると思う」という言葉なしに「私たちは○○であると思う」という共通認識を持つことができたのである。

しかし、西洋の近代文明を取り入れ始めたときから、私たちは「個の確立」という課題をつきつけられるようになった。それ以来、私たちは集団と個というものの間で強く引き裂かれ、悩まなくてはならなくなったのである。そして、個の確立を考えはじめた時から、「人とは違う自分」を明らかにすることが求められるようになったのではないだろうか。

西洋近代文明の一つとして精神分析をはじめとする心理療法も入ってきた。いずれの心理療法もそれが表われてくる時代と文化を背景にもっている。すなわち精神分析であれば近代西洋の個人主義がその背景にある。そこで期待される人間像は、自分の考えや気持ちを言葉で表現できる人間だ。

そのため、心理療法においても、言語化、すなわち言葉で自分の気持ちや考えを伝えることが大切であると考えられた。しかし、それはわが国の社会の中で期待されている人間像とは異なっていたため、大きな文化的抵抗に出会ったように思う。わが国では、自分の気持ちや考えを話すことを控え、人に合わせていく人間の方が期待されていたからである。

私も、言葉にすることは大切なことだと思う。しかし、翻訳されたものを読んでいると、言語化する人間の方が言語化しない人よりも優れた人間であるという西洋中心主義とでもいうようなものを感じてしまう。これは私の偏見であろうか。へそ曲がりな私は、別に言葉にする方が上等というわけでもなかろう、とつい思ってしまう。

それに心理療法であれ何であれ文化を翻訳し輸入するには限界がある。本来その時代と文化を背景にして生き生きと動的であった概念が、その背景抜きに切りとられて静的なものとなり、それを通して青年を見るという固いレンズになってしまうことはないだろうか。それは治療者の目をくもらせ、ありのままに青年を見る妨げになってしまうであろう。言語化することが唯一の正しい道であるような錯覚はもちたくない。言語化は心理療法における一つの大切なことではあるが、すべてではないと思う。

インドから中国、そして朝鮮半島を経て輸入された仏教の教典は、その意味を汲み取ろうとする作業の中で独自性をもった日本仏教を生み出した。それはわが国の文化の中で消化されて新たな発展をしたのだと思う。翻訳に限りがあるからこそ、多様な解釈が可能となる。私たちは、輸入した心理療法の中から私たちの文化の中に充分に根を張った独自なものを育てなければならないのだろう。

そのような思いは、わが国で始められた心理療法や伝統的な治療というものにも、私の目を向けさせていった。

二　内観療法

研修医時代に先輩の精神科医から、「内観に入ってもらえないだろうか」と依頼されたことがあった。内観、すなわち内観療法を私に手伝って欲しいということであった。

内観は、本来は浄土真宗の修行の一つであった「身調べ」というものを、吉本伊信氏が宗教とは離れた修養法にしたものである。それを心理療法の一つとして、すなわち内観療法として用いようとした。昭和四〇年代のはじめの頃のことである。

内観療法は「してもらったこと」「して返したこと」「迷惑をかけたこと」の三つについて、その人の重要な人物について思い出していくものである。治療者は内観をする人のところに二時間おきに訪れ、重要な人物について思いだしたことを聞き、そして次の二時間で思い出すべき人物とその時期について課題を出す。

例えば「次は、お母さんについて、あなたが小学校時代に、してもらったこと、して返したこと、迷惑をかけたことの三つについて思いだして下さい」という具合いである。そのようにして、母親、父親、配偶者をはじめとして、昔に遡って思いだしていく。それを朝から晩まで一週間行なうものを集中内観という。主治医は、二時間毎の内観のテーマと訪れる人を決めた一週間のおおまかな日程表をつくり、治療に臨む。もちろん、日程はその人がどのように内観するか、どのように思いだすかによって、途中で柔軟に変更されるのであるが。

病院では、外来診療や講義などがあり、主治医が二時間おきに部屋を訪れることができないことがある。そのため、主治医がどうしても訪れることができない時はピンチ・ヒッターが部屋を訪れることになる。

「内観に入ってもらえないだろうか」とは、そのピンチ・ヒッターの依頼であったのだ。そして、あまり深く考えることなく「はい」と答えてしまった。

当日、決められた時間に病室を訪れた。患者さんは二時間の間に、思いだしたことを話した。してもらったことや迷惑をかけたことに比べて、して返したことがいかに少なかったか……。患者さんのこころの奥深くから表現しがたい感情が湧き起こっているようであった。

私は、その時、不用意に引き受けた自分を恥じた。内観の中で表われてくる患者さんの人生の苦渋を支えるには、私はあまりにも若くて軽いと思った。内観は、人生の経験を積んだ治療者に見守られ聞きとどけられてこそ生きてくる。私では「一〇年早い」という感じだった。しかし、これは、私の思い込みすぎだったのかもしれない。内観をする人は私の後ろに主治医の存在を感じながら、話していたにちがいない。

同時に疑問も感じた。内観では「自分が人に迷惑をかけている」という見方や考え方をするようになり、自己抑制的になって自分の考えや気持ちを表現できなくなるのではないか。私はまだ近代西洋主義的に、しっかりと自己主張できることこそが必要なのではないか、と思っていたからである。

いずれにせよ、それ以来、私は内観療法に関わるのをやめてしまった。

しかし、同じ病院に勤務する先輩が内観療法を行なうのを側で見たり、話を聞いたりしていた。何人もの患者さんが内観療法を受けることによって、時には劇的に、時にはゆっくりと変わっていった。それとともに、私の思いも少しずつ変わっていった。

深く内観した人は、自分が多くの人に生かされてきたということに気付く。そしてそれは、決してその人を自己抑制的にするとは限らない。逆にその人を、積極的に自己表現をするように助けるようなのである。受身的なように思われる生かされているという発見が、どこかで能動的に生きるということにつながっていくようなのだ。

Fさんは高校生で寮生活をしていた。ある時、友人の喧嘩の仲裁に入ったことがきっかけで、「八方美人だ」「自分だけいい格好をして」などと言われるようになり、寮の中で孤立するようになった。もともと、明朗で頑張り屋、世話好きで負けず嫌いという性格で、クラスの中ではリーダー的な存在であった。そのFさんが、孤立し集中砲火を浴びるという初めての体験をした。それからというもの寮の中で、度々過呼吸発作を起こし、救急病院に運ばれたりすることを繰り返すようになった。

その度に、病院ではどこも悪くないと説明され、友人や教師の、Fさんを見る眼差しは、「たいしたこともないのに大げさに振舞う。人を巻き込んで迷惑をかける人だ」というような非難するものに変わっていった。周囲の眼差しに反応するかのようにFさんは元気がなくなり、やがて「死にたい」と口にするようになった。

Fさんは、両親に連れられて私の先輩の外来を受診し、入院することになった。入院後も、しばらく過呼吸発作は続いたが、病院の雰囲気にも慣れ、しだいにその回数も減り、気分も改善して二カ月後に退院となった。

寮に帰って、しばらくはよかったが、今度は「同級生より勉強が遅れてしまった。この遅れは取り戻せない」という焦りが生じ、再び、過呼吸発作が頻発するようになった。そして、ある日、大量の薬を飲んだ。

Ｆさんは、友人や教師、そして親までもがすべて信じられなかった。学校を休み実家に帰ることが多くなると、Ｆさんの攻撃の多くはお母さんに向かうようになっていった。

「誰も私のつらさをわかってくれない。お母さんだって、わかってくれはしない」と周りの人を責める言葉が続いた。

先輩は、長い間、話を聞いたのち、内観テープをＦさんに聞かせた。内観テープというのは、指導者に自分が思いだしたことを報告したものを録音したテープで、本人の許可にもとづいて、他の人の内観療法導入のために聞いてもらうように編集されたテープである。

そのテープはＦさんのこころのどこかに触れたようであった。

「自分の悪いところをみるのはこわかったが、テープを聞いて素直になれた」と話したという。やがて、内観療法の冊子を読むようになり、

「内観療法をお母さんと一緒に受けてみないか」という先輩の誘いを受けて、Ｆさんとお母さんは親子で内観療法を受けに行った。

親子で内観療法を受けるといっても、内観中は一人ひとり別々である。一週間後に帰ってきて、Ｆさんは、

「そのままの自分をみてもらえばいい。愛されることが多く自分勝手だった。母親は自分のために

頑張ってくれた」と述べ、それに答えて母親も、

「娘が悩んでいたのがよくわかった。自分なりにやってくれればよい」と気持ちがふっきれたという。

これまでのFさんには「人への怒りを言葉にする。言葉で人を攻撃する」というような「悪い」ことはできなかった。「よい子」としての自分を変えようとする願望は、「悪い子」になるという形で、やっと表わされようとしていたのではないか。内観療法はそういう動きを抑えこんでしまったようにもみえる。

しかし、混乱した中で友人や教師、そして親を責め、その結果、周囲の人々の否定的な反応を引き起こし、一層、孤立を深めるという悪循環を、内観療法は断つ役割を果たしたと考えることもできる。それだけでなく、助けられている、生かされていると実感することが、Fさんを支え、以前よりも自信をもって話したり振舞ったりできるようになったようでもある。

「いい子」であったFさんが、「悪い子」の行動を示すようになったとき、もう一度「いい子」のFさんに戻る糸口を作ったということもできるかもしれない。しかし、元の「いい子」に戻ったというのは適切ではない。「そのままの自分でよい」という、「いい子」「悪い子」を越えた自己肯定へと内観は導いたようなのである。

自ら内観療法を受けた同僚は、

「(内観をして)これからは、良く生きよう、と思った。良くというのは道徳の教科書に出てくるような『良い、悪い』の良くではなくて、もっと深いところの、一人の人間としてもっと真摯に、とい

うような意味である」とその体験を記している。Fさんと同様に善悪という基準を越える体験だと思う。

同じく内観療法を受けた先輩は、

「内観をして生かされている、許されている、と感じることが人を自由にするのではないか。積極的な行動への変化は、深い意味での『お返し』という意味もあるのではないか」とも言う。

とは言っても内観療法も魔法ではない。限界もあれば副作用もあるだろう。誰にでも内観療法がよい、というものではないし、また、行なう時期というものもある。内観療法という方法があるということは伝え、説明しながら、その人が本当に自らの意志で内観をしてみようという気持ちになるまで待つ必要がある。ぎりぎりのところに立ち至ったとき、ふと内観をしてみよう、と思うようになるようだ。治療者がそれまでの助走期間を粘り強く伴走することが決め手のように思う。ただし、内観療法はあくまでも一つの道である。治療者が、それ以外の道に対しても開かれた態度を保つことが大切なことは言うまでもないであろう。

もし、「お前の考え方は間違っている。内観でもしてこい」という荒っぽいやり方になると、これは懲罰になってしまい、こころに傷を残すだけのものとなる。そのような治療者はいるはずもないが、どのような治療でも「○○療法」と名がつきそれが広まりはじめた瞬間から、創始者の思いとは別に一人歩きを始める可能性をもつ。

今でも、私自身は内観療法を行なっていない。いまだに、私のこころの中で整理できないものがあるからである。まだ「一〇年早い」とも思う。ただ、生かされているという自らの受動性に気付く体験が、やがて能動的に生きることへとつながってゆくということは、私のこころに強く刻みこまれている。

もちろん、その能動性の中身がどのようなものかを問わなければならないのだろうが……。

三　森田療法

内観療法と同様に日本ではじまり、世界に広がりつつある治療法として森田療法がある。東京慈恵会医科大学の森田正馬氏によってはじめられた心理療法で、多くの人が、森田療法についての本を著している。

森田療法の原則は入院治療であり、第一期　絶対臥褥（四—七日）、第二期　軽作業（四—七日）、第三期　重作業（七—一四日）、第四期　生活訓練（一四—二〇日）という経過をたどる。第一期は絶対安静で、不安や恐怖などが生ずるままに耐えることであり、この不安や恐怖をそのまま受け入れて生きる体験をすると言われている。その後の第二期、第三期と「なすべきことをなす」ものとして身体を動かしての作業を行ない、注意を症状から外に転ずることを目指し、同時に、症状もそして自分自身をも「あるがままに受け入れる」ことを指導していくものである。

この森田療法についても私は「専門家」ではない。しかし、森田療法の考え方を使わせてもらうことはしばしばある。

森田療法では、心身の不調を気にしすぎるとその感覚が鋭敏になり、結果として、一層注意が集中して不調に拍車がかかってしまうという悪循環に陥るという。これを「精神交互作用」と呼んでいる。症状に注目すればするほど症状が増幅するという悪循環はさまざまな場合に認められ、この悪循環を断つことが有用であることは少なくない。悪循環を断つ手段として、森田療法では症状を「あるがまま」に引き受け、「なすべきことをなせ」というのである。考えるよりも、行動することを重んじる。

「授業中にトイレに行きたくてしょうがなくなって、一生懸命我慢してるんです。だから授業をしている先生の話を聞く余裕なんて全然なくて、授業の終わりのチャイムが鳴ると、トイレにかけこむんです。でも、その次の授業が始まると一〇分もしたらまたトイレに行きたくなって、じっと我慢しているんです。今日も学校に行って、一日中我慢しているのかと思うと、もうどうしようもない気持ちになるんです」とOさんは苦しそうな顔で訴えた。

今までに、内科や泌尿器科の先生に診てもらって、薬も出してもらったがよくならなかったと言う。彼女の症状を聞いていると、確かに泌尿器科の病気ではないなと私も感じた。というのは、何度も何度もトイレに行きたくなるという症状、これを頻尿というが、この症状が学校だけで起こるのである。家に帰るとトイレに行きたいという気持ちはほとんど起こらない。

「授業中に我慢しきれなくなって、保健室やトイレに行かせてもらったことはあるの?」とたずねると彼女は、

「一度だけあるけど、あとは我慢してます。授業中に保健室やトイレに行きたいと先生に言うと、クラスのみんなが自分を見るので、恥ずかしくてとても言えません」と言う。

Oさんによると、一年前の寒い冬の日に、お腹を冷やしたのか、とてもトイレに行きたくなった日があったらしい。トイレに行きたいのをじっと我慢して、何とか休み時間にトイレにかけつけたのだが、その日以来、「この間みたいにトイレに行きたくなったらどうしよう」と心配するようになったのである。そうすると不思議なもので、いつもトイレに行きたい感じがするようになり、我慢できないくらい強く感じるようになったのである。

彼女と話していて、授業中にトイレや保健室に行くというのをとても恥ずかしいと感じていることと、とくにみんなが一斉に自分の方を見つめるということを想像するだけでも嫌なことがわかった。学校の教室の扉には別に鍵がかかっている訳ではないのだが、彼女にとって授業中の教室は自由に出入りできる空間ではなく、しっかりと閉じられた空間であった。教室が逃げるに逃げられない空間になっていたからこそ、「何があっても我慢しなければならない」と強く意識せざるを得ず、それが尿意をますます強く意識させていたのである。

私は、彼女に次のように話した。

「Oさん、これはね、何かの偶然で授業中にトイレに行きたくなったのがきっかけになってね。それから、またあんなにトイレに行きたくなったらどうしようと心配になることから始まったものなんだよ。

授業中にトイレに行くって、とても恥ずかしいから、そんなことになってはいけないと心配するでしょう。そうすると、なんかトイレに行きたいような感じが強まってくるのよね。それでますます心配して、ますますトイレに行きたくなるという悪循環だね。それが今、Oさんを苦しめている原因だと思う。

こんな風に、僕があっさりいうとたいしたことなさそうだけど、これは経験した人でないとわからない、とても苦しいものだと思うよ。でもね、今は苦しいけど、重いものでもないし、治らないものでもないんだよ。僕の経験だと、高校生の時はしんどいことが多いのだけど、卒業するくらいから楽になる人が多いね。もちろん、もっと早く楽になる人もいるよ。ここに来た人の多くが、今は元気に勉強したり働いたりしているよ。

だからね、今がしんどさのピークだと思っていたらいいと思う。それとね、あなたの悩みを先生に話してね。できればあなたの席を教室の一番後ろの廊下側にしてもらったらどうだろうか。そして、あなたがトイレにとても行きたくなったときに、先生に何も言わなくても、黙ったまままいつでもトイレにいってもいいという許可を先生にもらっておこう。

それから、おまじないみたいなものだけど、軽く緊張をほぐす薬を僕がだすから、朝、学校に行く前に飲んでいってみたらどうだろう。ものは試しだからね」というようなことを話した。

私がしようとしたことの一つは、森田療法でいうところの「精神交互作用」、尿意に注意を集中すると尿意を一層強く感じるようになるという悪循環を断つことであった。もしも授業中にトイレに行きたくなったらどうしよう、という不安が、尿意に絶えず注意を注ぐという状態をつくり、より一層強く尿意を意識するようになっていたのである。

もう一つは、Oさんにとって、授業中の教室は非常に閉鎖的な空間になっているので、いつ出てもよいという許可をもらうことなどで、教室を「開く」ことであった。困った時には、いつでも外に出られるように教室を心理的に「開かれた場」にすること、言ってしまえば平凡なことなのだが、これがなかなか大変なのである。教室を本当に「開く」ためには、学生が選択できることや自己決定できることをもっと増やすことが必要なように思う。教室が「どうしてもいなければならない場」から「選びとった場」になるということでもある。

Oさんの尿意はしだいに軽いものとなり、やがてまったく気にならなくなっていった。

私なりに森田療法の考え方を青年に話した例を、もう一つ、紹介しよう。

「部屋を出たとき、部屋の電気を消してこなかったのではないかとか、ガスの栓をきちんと閉めなかったのではないか、と気になるのです。それで、外に出ようと思って家を出ようとするのだけれど、気になって、何度も何度も家に戻って確かめないと気が済まないのです」とF君は苦しそうな表情で言う。

大学に入学し、一人暮しを初めて以来、電気やガスを止めたかどうかが気になり始めたのである。最初は、家を出てしまうと気になることは吹っ切れていた。ところが、しだいに大学で講義を受けている最中にも、そのことが気になるようになり、講義に集中できなくなってしまった。

それだけではなく、試験の答案にきちんと書いたかどうか、友だちにきちんと話したかどうかなど、いつも何かが気になっている状態となった。最後は何も手に付かなくなり、私のところを訪ねてきた。

私はF君に、

「人から見たら何でもないように見えるかもしれないけど、とてもしんどく、苦しいものだと思う。経験した人でないとわからない苦しみというか……。別に心配ないとわかっているのに、やっぱり心配になるんだよね」と話した後、

「あなたの注意は、今は、電気やガスやそのほかのいろいろな気になることに向かっているよね。そして、あなたも何度も何度も、気にするまい、気にするまいと考えた。でも、気にするまいと思っても、どうしても気になるんだよね。だから、このような時は、気にするまいと思うよりも、気になってもいい。気になってもいいから、自分のしなければならないことをやろう、と思うのがいいと思う。嫌なことではなくて、自分の好きなこと、楽しいことであればもっといいと思うけど。何かに打ち込んでいたら、ふっと気がかりなことを忘れている瞬間がくるのではないかと思うんだけどね」と私は話した。

しばらくして、F君は言った。

「先生の言うことはよくわかります。でも、それをするのが難しいんですよ」

説明するのは簡単である。理解することも可能である。しかし、実行するのは極めて難しいのである。

「わかっていてもできないのが当り前だよね。思ったことがすぐに実行できたら、苦労しないよ。いつか、こんな風にできたらいいな、というくらいの気持ちで行こう」と私。

「あるがまま」に「なすべきことをなす」ということを私なりに伝えようとした。私なりの森田療法の利用である。それでもF君の日常生活はしだいに広がり、生活を楽しむことが増えていったのである。

森田療法の「あるがまま」という言葉。これには、病いや苦しみをもちながら生きる、病いや苦しみに抵抗しない、病いや苦しみと共存する、というような意味がある。そこには、個人としての自分を越えて、大きな自然やいのちの流れとでもいうものを信頼し、それに身をゆだねるというような受動的な態度がある。

そして、この受動性は、「なすべきことをなす」という能動性と表裏一体となっているのである。絶対臥褥期という何もしないことを求められる時期から、少しずつ活動量を増やしていく作業期への移行は、受動的であることを引き受けることから、やがて能動性が芽生えていく過程といってもよいかもしれない。もちろん、能動性が芽生えた後は、「なすべきこと」の中身が積極的に問われるべきと思うのだが……。

四 祈禱、お払い

こころの病いをもつ人と家族が、まず最初に訪れる「専門家」は誰だろう。地域によってずいぶんと異なるとは思うが、家族や近隣の人や教師の手で解決できないとき、祈禱やお払いを受けるという人は今でも多い。

精神科医になった当初は、受診する患者さんが祈禱やお払いを受けていることが多いのに驚き、こころの病いは精神科で治療を受けることが必要なことを一生懸命話していた。しかし、祈禱やお払いの体験を聞いているうちに、祈禱やお払いで「治っている」(『直っている』という方が適切なのだろうか）」人も多いのではないか、と思うようになった。もちろん、「治った」人は、精神科を訪れることはないのでわからないが、長い歴史を持つ祈禱やお払いが、どういう形でかはわからないが人のこころを癒す働きをもっているように思うようになった。

それで、思春期外来を担当しているスタッフを中心とした集まり（これを私は「治療者のためのたまり場」と呼んでいるのだが）に、歴史のあるお寺の僧侶の方に来てもらい、祈禱についての講義をしていただいたことがあった。どのような修行をしたか、また、どのように祈禱するのかをその方は真剣に話し、その一部を実演して下さった。

その方の話だと実際に祈禱によって、確かに「何か」が払われることがあるようなのだ。祈禱やお払いにもさまざまな考え方ややり方があると思うので、その方の話を一般化することはできないとは思うが、

「祈禱でなおる人もいるし、なおらない人もいる。なおらないと思う人は、私は精神科や心療内科の先生を一度たずねてみるように勧めている」ということであった。

「祈禱やお払いで何でもなおるように言っている人のところへは、行かない方がよいかもしれません」とも言われたのがこころに残っている。

優れた祈禱やお払いをする人は、その効果と限界、そして副作用をも知っていらっしゃるようだ。私自身に、質のよい祈禱やお払いと、そうでないものを見分ける力はない。また、祈禱やお払いを積極的に勧める気持ちもない。だが、そこに歴史の中で磨かれた深い知恵があり、祈禱やお払いが何かを癒してきたのは確かなようだ。いったい何が起こっているのだろう。と考えているうちにいくつ

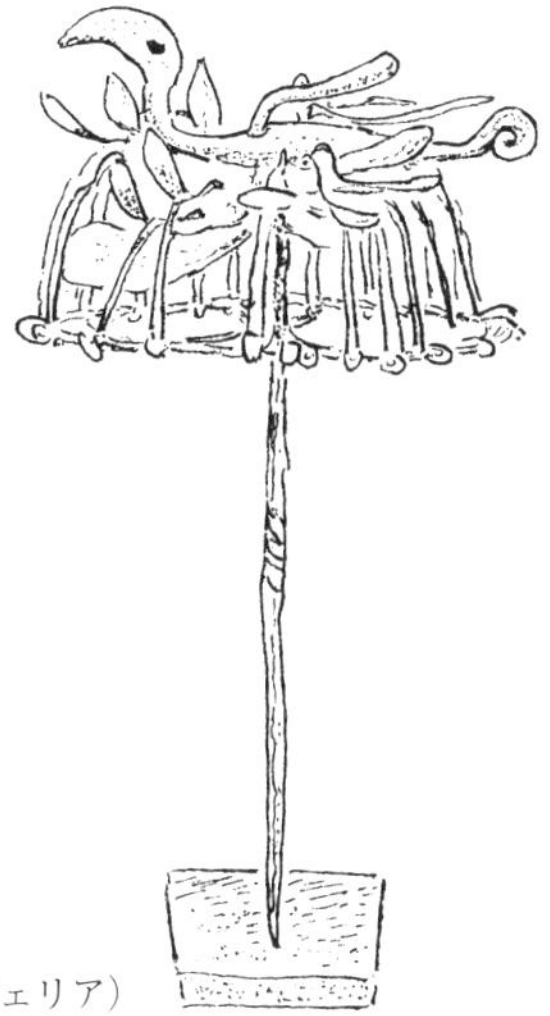

癒しの鳥(ナイジェリア)

かの本に出会った。いずれも文化人類学者の著したものである。

波平恵美子氏によると、祈禱やお払いには、悪者を作らず、その家族や地域の問題を解決するような深い知恵があるという。確かに、霊や恨みは、少なくとも現在の家族や地域に悪者を作らない。誰が悪いのかを巡ってお互いを責め合う、という悪循環を断つという大きな意味がある。祈禱やお払いは、当事者たちが気がつかないうちに、力を合わせることを可能にするのである。また、波平氏は、お見舞いなどの行動を分析し次のように述べている。

「日本の伝統的な病気治療には、病気は病人に近い関係の人びとの与えてくれる『力』によって治されることがありうるという考え方が存在した。その力は、病人の周囲にいる人びとが病人にはらう関心であり、治癒を願う心であり、またそれらの人びとが持ち寄る食物を通して病人は治癒のための力、病魔に対抗する力を得ると考えていたようだ」

これは、病気の治癒というものが、単に医療技術や病人自身の努力によってもたらされるのではなく、周囲の人々の協力によってもたらされるものであるという考え方があったことを示している。これは、病人が周囲の人とのつながりを再認識し、さまざまな関係の網の目に抱えられている自分に気づくことといってもよいかもしれない。

上田紀行氏は、スリランカでは、悪魔は孤独な人につくと考えられており、儀式としての悪魔払いは、その孤独におちいった人が再び人々とのつながりを取り戻すような働きをしているという。そして、つながりを取り戻す中で、人は活性化され、いきいきとしてくるらしいのだ。上田氏はこのようなことから、

「人は温かいつながりの中で生き生きとし、そのつながりを失うと病む。われわれ人間の中には、長い人類史の中で築き上げられてきた『つながりの中でいのちが輝く』というプログラムが存在しているのだ」という。

言葉以外の伝達が豊かであった時代では、例えば、ヒステリー（こころのストレスが身体の病気や意識の変容という形をとって表われたものと考えられる）や憑き物は、額面どおりの病気と考えられていたであろう。少なくとも病気ということが疑われることはなかったと思う。その時、ヒステリーや憑き物は言葉以上に「苦しみ」を伝え、家族や近隣に何らかの変化を与える力を持っていたに違いない。

その時、お払いや祈禱は、苦しんでいる「個人」ではなく、「個人」の関係を、即ちつながりを直すことによって「個人」を癒していたのではないか。これは、現代の心理療法の視点が個人の内か

ら、関係へ、そして家族や地域の関係へと、その視野を広げていっているのをみるとき、極めて「先駆的」であったといえるのかもしれない。

ヒステリーや憑き物が、科学と医学の発達とともに「本物の病気ではない」と言われるようになるにつれて、「苦しみ」を伝え、状況を変える力を弱めてきた。それらは、発達する医学の光が届かない影の部分にしか存在できず、しだいに狭い領域に押し込められていったのだ。ヒステリーや憑き物は言葉や科学的な思考で説明されていくのが進歩だと信じられてきた。

だが、果して本当にそうなのか。ヒステリーや憑き物、そしてそれに対する治療としての祈禱やお払いは、非科学的ではあるかもしれないが、地域や家族の人間関係を改善させるという意味では、効果のあるものであったかもしれない。

私たちは、ヒステリーや憑き物という「言葉以外の伝達手段」を単純に軽視してしまってもいいものだろうか。また、祈禱やお払いなどから、人間関係の治療の仕方について、学ぶこともあるように思うのである。

五　気持ちがわかる

人の気持ちがわかる、ということはどのようなことなのだろう。

生まれたばかりの赤ん坊には、自分と母親の区別はなく、自分と母親は一体であるかのように感じているようである。その一体の質がどのようなものかはさておき、年月とともに、子どもはしだいに自分と母親は別の存在であるということを知って行く。やがて、思春期になり最終的に別の存在となる仕上げをするといってよいかもしれない。

一人立ちする、おとなになるということは、別の存在であるということを自覚していく過程と言ってもよい。それは、自分と人との間の境界が明確になるということでもある。そして、境界が明確にできたとき、人のこころはわからないものとなる。実際、親が自分の気持ちをわかってくれない、と多くの青年は言うし、青年の考えていることがわからない、と多くの親は言う。

しかし、私たちは、毎日のように「人の気持ちを理解して」とか「その人の身になって」などの言葉を使っている。そして、なんとなく気持ちを「わかる」ことや「わかりあう」ことができると思っているし、「わかりあう」ことを求めてもいる。この「わかりあう」とはいったい何なのだろうか。「わかりあう」にはいろいろあるように思う。お互いの考えを充分に述べ合い、考えの違いはあるがわかりあえた。これは、知的な「わかりあう」体験である。これも重要なものだと思う。しかし、青年が親に求める「わかってほしい」ことは、自分の「考え」だけではない。

少し見方を変えてみよう。ライブ（コンサート）で総立ちになって、皆と一緒に歌を歌っていると、胸が熱くなってくる。祭りの時に、お御輿を担いでいると、こころが高揚してくる。その瞬間、壁がなくなり、皆が一体となったように感じる。この感覚はいったい何だろう……。

私たちが「わかりあう」というとき、このような一体感をこころのどこかに思い描いているのではないか、と思う。知的な理解ではなく、情緒的な一体感を求めているのである。

人との境界を壁のようなものとイメージしてみよう。壁は、その高さ、厚さ、そして強さなど、ひとりひとり異なっている。ただし、この壁はいつも同じものではなく、あたかも呼吸しているかのように絶えずその高さや厚さを変えている。

「気持ちがわかる」ということは、一瞬、壁が限りなく低くなり、情緒的に一体となる体験、とは考えられないだろうか。瞬間的に、自他を区別する壁が薄く低くなり、赤ん坊の時のような一体感を味わうのである。

心理療法やカウンセリングの中で、「治療者にわかってもらえた」と感じることには、治療者との間で一瞬、情緒的な一体感を感じるという面があるように思う。カール・ロジャースの心理療法が日本で広く受け入れられているのは、「共感する」ということのなかに、このような一体感を大切にする姿勢を、わが国の臨床家が感じとったからではないか。それが治療的であると臨床家が直感したのではないかと私は思う。

壁がなくなり、一体となる、ということは、自他の区別のない世界、大きな「何か」と一体となる体験にもつながるように思う。それを、どのように名付けてよいのかわからないのだが。私たちは、そのような一体の世界と、自他が厳然と区別される世界をうまく行きつ戻りつしながら生きているのではないだろうか。

しかし、これには危険もつきものである。戦前、戦時のスローガン、「挙国一致」「一心同体」など、一体感は全体主義や軍国主義を支えるものともなりうる。個人のレベルに戻れば、この一体感を強要されて、学校や会社のなかで疎外感をもっている人も決して少なくない。別の面で壁がなくなる体験が自分を失う体験となり、こころの深刻な危機の引金になる場合もある。だから、手放しで一体感の意義や必要性をいう気にはとてもならないのだけれど。

自然や人々との生き生きとした関係を取り戻す。それは、現実においても、イメージにおいても、人が元気に生きて行くためには不可欠なことである。内観療法は自分の人との関係を歴史をさかのぼって思い出すことによって、イメージの中で人との関係を取り戻す作業とは考えられないだろうか。その中で多くの人に生かされている自分を発見する。

森田療法の「あるがまま」に身をまかす態度は、いのちや自然の流れに身をゆだね、いのちや自然との関係を取り戻す作業とは考えられないだろうか。心理療法やカウンセリングの中で「わかってもらえた」「わかりあえた」という感じを抱くことは、治療者との一体感を介して、人との関係を取り戻していく作業とは考えられないだろうか。

日本の中に生きる私たちの、個としての独立というものは、このような一体の中に芽生えてくるのではないか。草や樹が大地から栄養を汲み上げるように、私たちはこの一体の世界から、独立する栄養を絶えず汲み上げているように思うのである。

六　生かされる自分と生きる自分

青年期も高校生くらいの年代になると、自分自身に対する疑問や生きるということに対する疑問が生じてくる。それまで、当り前と思って考えてもみなかったことに疑問を抱くようになる。

いったい、何のために生きるのか。

生きることの意味は何か。

生きることで何が大切なのか。

自分は、どのように生きていけばよいのか。

自分は、いったいどのような人間なのか。

何のために勉強するのか。

何のためにいい成績をとらなければならないのか。

エリク・エリクソンはこれらの疑問について考えることを通して、青年が自我同一性を獲得すると考え、これが青年期の大切な課題の一つであるとした。私たちはこのような問いに、自分なりの答えを出すか、あるいは、現実の忙しさの中でこの問いを忘れていくことによって、おとなになっていく。


私の印象では、これらの問いを抱き続けているといわゆるおとなにはなかなかなれない。私自身は繰り返しこれらの問いを青年から発せられることにより、私の内なる問いを未だに引きずっている。そのためか、なかなかおとなになれないでいる。

私は、青年がこのような疑問について考えることを通して、二つのことに気づくことが大切なのではないかと思う。

一つは、生きるということに理由や意味はないかもしれないが（もちろん理由や意味を見つける人もあると思うが）、このいま現在に生きている私がいる。そしてこの私が、どのように生きていくのかということを決めるのは結局自分自身であるし、生きる理由や意味をつくるとしたら、それも自分自身である、ということである。

これは、なんとなく生きていた生を、能動的に引き受けて、人生というキャンバスに自分の絵を描いていくことでもある。「生きていても意味がないでしょう」という青年に、意味は青年自身がつくるものであることを伝えるのである。

人間はとても不自由な存在で、自分が生まれることも、死ぬことも自分で決められるものではない。しかし、不自由ながらも、人生をどのように生きるかは、その人の自由にゆだねられているところがある。フランクルが強制収容所という非常に過酷な状況においてさえも、与えられた事態にどのような態度をとるかという自由は人間に残されていると述べ、中村元氏が、「どういう気持ちで死んでいくかという自由がある。（中略）ですから私は温かい心をもって死んでいきたいと思っています」と述べていることでもある。

もちろん、その人の意志や努力でその人の人生が決まるというほどに、ことは単純なものではないが。

そして、もう一つは、私という存在は、多くのいのちに、そしていのちの流れのようなものに生かされている、ということに気づくことだと思う。これは生きていることの受動的な側面に気づくことといってもよいかもしれない。

私のいのちが、多くの動物や植物のいのちを奪うことの上になりたっていること。食物連鎖の中にいる私に気づくこと。人類の誕生からはじまって、子どもをつくり、育て、死ぬということを繰り返してきた生物としての人間のいのちのバトンタッチを受けた存在であること。親や兄弟、友人、親戚、近隣の人などの有形無形の援助によって生かされている、すなわち人とのつながりに生かされている私であること。これらのことに気づくことに意味がある。

私が、私を超える多くのいのちに生かされていること、それは高史明氏のいうように自分のいのちとは、自分のいのちであって自分だけのものではないいのちなのである。「生きていても意味がないでしょう」という青年に、自分というものは多くのいのちに生かされているということを伝えることも、大切なことだと思う。そして、そのことに感謝することも……。

心理療法は生きる自分と生かされる自分の両方に目が向けられる。どちらか一方だけという心理療法はないように思う。ただし、西洋から輸入された心理療法においては、さまざまな側面はあるものの、どこかで患者が自分の問題、自分の人生を引き受けていくことに重点が置かれているように思う。すなわち、前者の、人生を能動的に引き受けることが課題になりやすい。現実をしっかりと引き受け、新たに生きなおすことである。

もちろん、これが重要なことは言うまでもない。しかし、後者の、生かされていることに気づくことについては、西洋から輸入された心理療法では少し手薄なような印象がある。これは、私が西洋から輸入された心理療法を充分に理解していないためかもしれないが。

一方、わが国で生まれた心理療法は「生かされている」という側面により目を向けていると思う。人や自然、そして「何か」に生かされていることに気付くことから、生きることを引き受けると決断するという方向に向かっていく。これは、私たちが日本という東洋の温暖な地域の文化に生きていることと深く関係しているように思うのである。

思い返せば、青年時代に死ぬのがとても恐かった時があった。もちろん今でも死ぬのは恐いのだが、その当時は、夜、ふるえながら暗闇の彼方をじっと見ていたものである。

「本当に大切なものって何だろう。今、目の前にいる多くの人と物、その多くは一〇〇年もすれば消えてなくなってしまう。自分がこれから死んでしまうというときに、それでも大切に思えるものってなんだろう」と考えた。

「金や物、それは死を前にすれば何の価値もない。名や地位。これも死を前にすれば何の価値もない。死を前にすれば何もないのだろうか?

その時、人の思いや心配してくれる気持ち、それだけは死を前にしても色あせずに大切に思えるのではないか」と感じた。そして、思いや気持ちを大切にしながら生きていきたいと思った。

七　再び、言語化について

現代の私たちが、自分という感覚なしに生きていくことはできない。しかし、同時に、集団とのつながりなしに生きていくこともできない。

自分という感覚をもつためには、やはり言葉にすること、言語化が大切であると思う。ただし、問題はその中身である。例えば、青年が語る言葉はしばしば観念的であり、借り物的である。言葉を裏打ちする体験のないことが多い。その際、心理療法のするべきことは、青年が体験に基づいた言葉を話せるように援助することである。すなわち、自分の実感に基づいた自分の言葉を話せるようになることである。もちろん、これは治療者にもいえる。治療者が教科書で勉強した借り物の言葉で話すのをやめ、自分の言葉を話す必要がある。理論で青年を見るのではなく、ありのままの青年を見ることからはじめる必要がある。

ここで、青年が自分自身を認められるようになること、すなわち、自分のよさ、自分の魅力に気付くということについて考えてみよう。人よりも優れているということに価値をおく限り、その基盤は脆いものである。

例えば、容貌の美しさを競っても、頭の良さを競っても、力の強さを競っても、おもしろいことを言えることを競っても、競う限り、遅かれ早かれ負けることは避けられない。いつも一番でいることはできない。現在の学校の競争主義は、子どもを成績順に能力順に並ばせ、子どももそれがあたかも人間の価値の序列であるかのごとく感じてしまいやすくなっている。そして、その競争に負けたものは、自分に価値がないように思えてくるのである。

このような競争によって、優劣をつけるという考え方は、かけがえのない一人ひとりをたった一本の共通のモノサシで測るというものである。ここに青年の生きていく拠りどころはない。青年は、自分のモノサシをもたねばならない。自分の幸せ、自分の喜び、それは人との比較で確かめられるものではなく、自分のモノサシで感じられるものである。他の人にとっては何でもないことが、自分にとっては幸せであり、喜びであることが大切なのである。

鶴見俊輔氏のいう自分の好みを育てることである。「好み」を持っていない人は、重心がなくて、世の中にふりまわされてしまう、と鶴見氏は言うが、自分を失わないためには、好みを持つこと、自分のモノサシをもつことが大切である。自分のモノサシで、自分のペースで生きること、これがいわゆるアイデンティティの獲得ということではなかろうか。

そのモノサシが西洋からの借り物でなく、また、伝統的日本というものからの単なる引き継ぎでなく、さまざまな文化の人々の生き方や価値観をも理解できるようなモノサシになったら、と思う。そして、そういう自分のモノサシで測ることから、自分の言葉は生まれてくると思うのだが……。

さて、M子さんはその後どうなったのか。

言葉にするという点から考えれば、恐る恐るでもいいから、勇気を振りしぼって自分を表現し、親をはじめとするおとなや友人に言葉で思いや気持ちを伝えることを、M子さんに勧めた方がよかったであろう。思い切って話したことが、人に受けとめられ、そして、やがて自分自身のこころの中でも認めることができるようになることが意味を持つのだから。

しかし、私は特別に言葉にすることは求めなかったし、M子さん自身もしなかった。

「いろいろと話したいことがあるような気がするのだけど、言葉にうまくできなかったり、言葉で話すと人にどのように思われるかとても恐くなるんだね。大変だよね……」と私はM子さんに話した。

「どうしたらいいかわからなかったんだね」とも話した。

そのような私の言葉が、的確にM子さんの苦しみを言葉にしていたのかどうかはわからない。しかし、M子さんは、ある程度、自分の気持ちがわかってもらえた、伝わったと感じたようだ。何度も述べたが、誰かにわかってもらえたと感じたとき、こころが少し楽になる。そして、

「無理に言葉で話そうとしなくてもいいのではないか？　あなたの思いや気持ちを大切にしていると、言葉はいつかふっと出てくるように思うよ。言葉は無理に生み出すものではなくて、思いや気持ちがふくらんで自然に湧いて出てくるようなものではないかな……」と私は話した。

話さなければならないと思い、無理に話そうとするから、余計に自分を追いつめてしまう。それが、M子さんの不安を高めていたように思う。話さなくても、いいではないか。話さなくても、友だちやおとなと仲良くなる方法はある……。

M子さんには、言葉よりも、様々な体験を通して感じ、考え、そして「○○が好き。××は嫌い」「私は賛成。私は反対」というような自分の好みや自分のモノサシを育むことが大切なように思った。それには、現実の中で試行錯誤しながら模索する期間が必要となる。本当に好きなものは何か……。それは、ひょっとしたら、日本舞踊ではなく、フラメンコのようなものかもしれない。

私の中の考えの多くはM子さんには語りはしなかったが、M子さんの症状は次第に改善し、数カ月で治療を終わりとすることにした。症状がなくなることと治ったこととは異なる、という考えもある。症状を引き起こしている原因を探り、それを言葉で表現しない限り根本的に治ることにはならないという。もちろん、それにこしたことはない。身体の病気に例えれば、病気を起こしている原因を治療しようとする考え方である。

しかし、対症療法ではあっても、苦痛を和らげ時を待つことによって、身体自体がもつ回復力、治

癒力が働き元気になることがあるのは前章でも述べたとおりである。当面の症状が消失し、青年がその青年にとっての「普通の」日常生活を送っているうちに、原因もその力を弱めたり、形を変えたりする場合が少なくない。

私の診療を振り返ってみるとき、対症療法を行なっていることが結構ある。青年の内にある自然回復力や成長してゆく力を頼りにした治療である。治療とは、そのような力が充分に発揮されるように、こじれているものをほどき、邪魔をしているものを一つひとつとり除くことであるとさえ、私は思っている。そして、埋もれていた種が芽を出し、育って行くのをじっと待つのである。

第七章　柔らかな枠

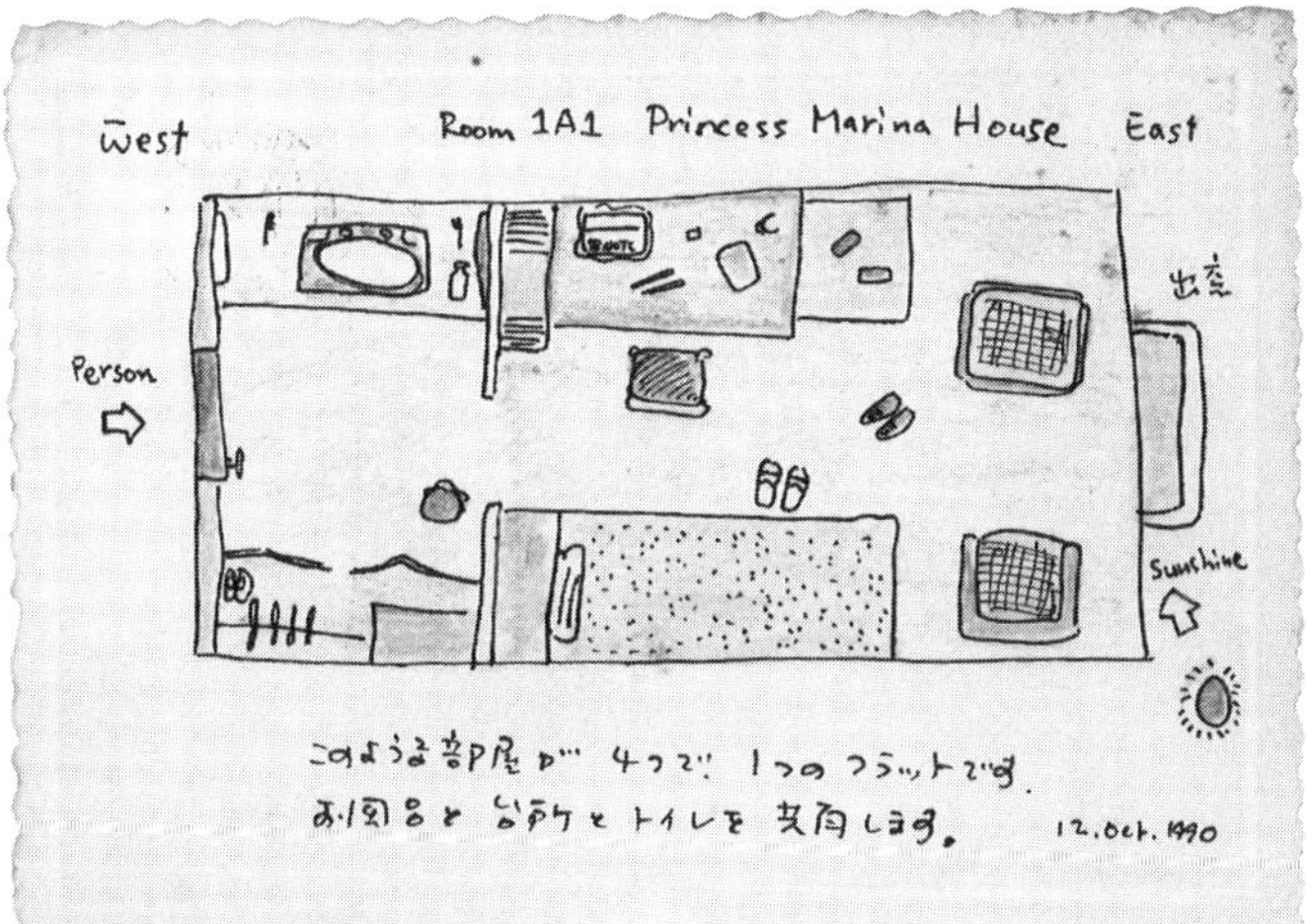

1990年イギリス滞在時の住居の見取り図
（家族に宛てたスケッチ便り）

一　ベスレム王立病院青年期ユニット

人生で孤立したとき、行き詰まったとき、私は「たまり場」を得ることによって生き延びてきたと第一章で述べた。だが、振り返ってみると、私の危機を乗り越える方法は「場」だけではなかった。旅に出る。第二章で、治療としての旅を述べたが、実は、私自身も旅に出ることで危機を乗り越えてきたという実感がある。

高校一年生の冬休み、はじめて一人で旅をした。はじめて泊まるユース・ホステルは、どこもがらがらで大きな浴槽に一人で入り、大部屋の二段ベッドに一人で寝た。寒く淋しくはあったが、一人で歩いているという感覚は悪いものではなかった。

それから、何かあると旅に出るようになった。まるで、映画の「寅さん」である。

一九八八年と一九九〇年から九一年の二回に分けて、私は約一年間をロンドンで過ごした。毎日の診療の中で、私のこころに無力感、不全感が少しずつ積もり、それが私の限界を越えてしまった、というのが実感だった。

青年への治療や援助をできるだけたくさん見てみたい。そして、自分なりに治療や援助を考え直してみたいと思った。そして、旅に出たのである。

私の滞在先となったロンドンのモーズレイ病院とベスレム王立病院は、イギリスの精神科研修施設としては最大最良のものと、少なくともイギリスの平均的精神科医は信じているようだ。モーズレイ病院は市内に、ベスレム王立病院は郊外にあり、連携をとって研修を行なっている。私は主として、ベスレム王立病院の青年期ユニットにいた。青年期ユニットというのは、わが国で思春期病棟とか青年期病棟と呼ばれているものに近いが、入院だけでなく、通院治療もそのユニットで行なっている。ベスレム王立病院は、広大な敷地にさまざまなユニットが点在する。その一部は、森のようになっていて、少なくとも、私にはどこまでがこの病院の敷地なのかを自分の足で確かめることはできなかった。

一九八八年に滞在したときは、青年期ユニットとして、二病棟あった。一病棟が一二床で、合計二四床。これが、一九九〇年から九一年にかけて滞在したときには、当時のサッチャー政権の福祉費、医療費の削減という方針により、見事に半分に、一病棟に減らされていた。医師やソーシャル・ワーカーが口ぐちに怒りの声をあげていたのが忘れられない。

病棟は、全室個室で雰囲気は寮のようであった。それに附属して、小さいが学校、体育館、サッカー・グラウンドがあった。さまざまな職種の医療従事者たちを教育する病院になっていたからでもあるが、一人の青年に主治医、ソーシャル・ワーカー、個人心理療法担当者、家族療法担当者、作業療法担当者、担当看護婦、担当教師が決まっていて、多くのスタッフがチームを組んで治療にあたっているのが特徴であった。

働く人の多さと設備の豊かさが、わが国の現場を思い浮かべるとあまりにもかけはなれていて、最初はここで見たことがわが国の現場で何かの役に立つような気がしなかった。しかも、医療費は無料であった。

しかし、どのような施設にも弱点はある。少しずつ、弱点が見えてきた。スタッフの個々の力がうまくかみ合っている時には、チームは力を発揮する。しかし、歯車がひとつ狂うと足並みが乱れてくる。そういう時は、たくさんの担当の人がいながら、誰も青年に関わっていない、というエア・ポケットのような状態が出現する。みんなで担いでいたはずのお御輿から、みんなが急に手を離すというようなことが起こるのである。

そういう時、わが国なら、誰か「親身になる人」「自分の背に担ごうとする人」が現われる。これには「親身になる人」がもつ問題もあり、単純によいことであるとは言えないのだが、そのような人がいない（ように私には見えることが多かった）ということも淋しいものであった。イギリスの個人主義が裏目に出てしまうということであろうか。

ある親は、自分の子どもがユニットに入院しているとき、それもかなり調子が悪いときに、長期の休暇をとって連絡がとれなくなった。ミーティングで、そのことをユニットのソーシャル・ワーカーが報告した。それを、他のスタッフが平然と受けとめていたことが私には驚きであった。これは特殊なケースだとは思う。実際、ほとんどの親とは連絡がとれていた。私が驚いたのは、親が休暇をとったこと以上に、それに対するスタッフの反応の方であった。

ユニットにいたとき、診療録の家系図のややこしさにも驚いた。再婚、再々婚で継父、継母、実父、実母、異母兄弟姉妹、異父兄弟姉妹が入り乱れ、誰が青年を支えようとしているのかがわかりにくかった。育て、護ってくれるはずの父親と母親はいつ目の前からいなくなるかもしれない不確かな存在のようであった。新聞やテレビは毎日のように、事件としての子どもの性的虐待を報道していた。確かに「家族」とは何かが問われていると実感した。

このような「家族」が解体するという問題とは逆に、わが国においては、「家」が確固たるものとして存在し、その「家」によって苦しむという問題が依然として根強くある。例えば、こころの問題に限らず青年が何らかの問題を抱えた時、母親が子育ての責任を問われ、舅、姑、小姑、大から集中砲火をあびる、ということも稀なことではない。「家」が各々の家族成員、特に母親を過剰に縛り付け、負担を強いるという家族の問題を私たちが抱えているのも、忘れてはならないだろう。

イギリスでの経験では、青年に対して、一番、親身になろうとしている人はソーシャル・ワーカーである場合が比較的多かったように思う。青年と親をつなぎ、青年とスタッフをつなぎ、時には親の代わりさえしているようであった。ソーシャル・ワーカーは重要な仕事である。しかし、ソーシャル・ワーカーが活躍しなければならない社会は、家族や地域の、人を支える力が低下している社会ではないかという疑問がふとこころに湧きあがったものであった。

ベスレム王立病院は、イギリスを代表する優等生であった。どの面においても優れていて、非のうちどころがない。でも、何かピリッとしたものがない。ドロドロしたものもない。ないものねだりかもしれないが、少し面白味のない優等生であった。

二　ヒルエンド青年期ユニット

ベスレム王立病院に滞在中に私はできるだけ多くの施設を見てみようと、教えてもらっては見学に出かけていた。その中に、モーズレイ病院やベスレム王立病院で働く若い精神科医たちが、「あそこは病院ではない」と眉をひそめて言う病院があった。その言葉には嫌悪さえもこもっているように私は感じた。それが、ヒルエンド青年期ユニットだった。

見学する前に、ヒルエンド青年期ユニットのコンサルタント精神科医たちが書いている論文や著書を読んだ。コンサルタント精神科医という役職は、日本で言うと医長とか部長にあたるが、その権限は日本よりもはるかに強く、その考え方や方針がユニットの運営を決定するため、コンサルタント精神科医によってその雰囲気はまったく異なったものとなる。

個性的なそれぞれのユニットをみていると、一つの治療理念がどのような治療集団を形作るかという壮大な実験をしているような気持ちさえ抱かされた。しかも、それぞれが自分のユニットに自信をもっているのである。

「ジョージ（患者）は彼の親に休息を与えるために入院する。なぜなら、事態は家の誰にとっても耐えがたく、彼の親は入院を主張しているから。ジョージ（患者）は、親が再び耐えることができるように事態が変化するまでは、入院していなければならない。だれも、この約束を次回の親とのミーティングまでは変えることができない」というような入院契約を親と交わし、親の責任で青年を入院させる。これがヒルエンド青年期ユニットのやり方である。

ユニットが作った、専門家向けの紹介パンフレットをみてみよう。

入院を決めるのは、ユニットや青年ではなく、親権を持っている親かソーシャル・ワーカーであり、退院を決めるのも同様であると明記されている（イギリスでは一六歳未満の青年に対しては親権が強く、青年の意志を問わず強制的に治療を受けさせることができた。一九九〇年滞在当時）。入院の理由は、親やソーシャル・ワーカーが、その青年と一緒にやってゆけないということであり、入院は、一緒にやってゆけると思えるような最小限のよい変化が生ずることを目標としている。入院期間は短期間（四週間前後であることが多かった）。病気であるということが入院理由ではなく、親が一緒にやれないということが入院理由となる。要するに、周りが困るのが入院理由なのである。

さらに投薬について、薬はスタッフが青年の行動によって不安になるときにのみ、青年を鎮めるために用いると書かれている。最初は読み間違いではないかと思い、何度か読み返してみた。薬を青年の不安の軽減のために用いるのではなく、スタッフが危険や不安を感じるときに青年を鎮めるために用いる、すなわち、スタッフのために青年に投薬するのである。こんなことが書いてあるものをみたのは、初めてであった。

更に、いくつか他のユニットとは異なった点がある。スタッフと青年の境界を明確にするためにということで、青年がスタッフをファースト・ネームで呼ぶことを許さない。礼儀正しい振舞いを求める、云々（イギリスでは患者は医療スタッフをファースト・ネームで呼ぶのが通例である。青年期ユニット内の学校では、教師をもファースト・ネームで呼んでいる）。

治療は、個人心理療法は行なわず、集団療法と家族療法が主な治療となる。

親が困るから入院。スタッフが困るから投薬。硬く明確な枠組みの中に、荒れる青年を入院させ、青年自身をあるいは青年と親との関係を変化（それも最小限の）させようとする。

私はこの治療の考え方には、基本的には反対である。治療の際には、青年の意志や自己決定を尊重することが大切と考えている。だから、論文や著書、そしてパンフレットを読みながら、このようなやり方はおかしい、と感じた。そして、病院の見学に臨んだのであった。

当日、病院に行くと、二〇名近い見学者がいた。施設を見学し、考え方や運営方法を聞いた後、見学者とスタッフが集まった話し合いがあった。雰囲気はかなり緊張したものであった。見学者が次々とコンサルタント精神科医であるブラゲン氏に質問をしてゆく。

「青年の意志を無視した治療ではないか」

「このやり方で本当に青年が変わるのか」

「ここでしていることは医療といえるのか」など。

いくらかの見学者は興奮しており、明らかに怒っていた。それに対して、ブラゲン氏は、穏やかな声で、一つひとつの質問に、ていねいに答えていった。硬くて明確な外枠としての構造が、荒れる青年には必要であるし、治療的な意味を持つことを繰り返し述べたのである。

私はその話し合いを聞きながら、話し合うこと、議論することの歴史の長さとでも言うようなものを感じた。自分の主張を明確に述べ、その批判に耳を傾け、正面から反論する。矢継ぎ早に飛んでくる質問に答えるブラゲン氏を見ながら、荒れる青年に対してもこのような態度なのだろうなと思った。

わが国にも、ブラゲン氏と一見似通った考え方をする人がいる。使っている表現は異なっている点も多いが「厳しさ」や「スパルタ式」を売り物にしている人たちである。正規の病院としては少ないと思うが、私塾や学校まで広げて考えると決して少なくはないように思う。

しかし、決定的に違うところは、その集団の外部に対する態度である。ヒルエンド青年期ユニットは外部に対して、外部からの批判に対して開かれている。しかし、わが国の似たような施設は外部に対して、批判に対して、自らを閉じているように思うのである。

集団が外部との交流を閉ざしたときから、その集団は自己批判の力も失ってしまう。現実離れした方向に進むことも決してまれではない。それだけでなく、集団を維持するために、集団の外を敵とみなして集団の内の凝集力を高め、さらには、集団の内に敵をつくって集団の凝集力を高める（「リンチ」や「村八分」など）というような方向に進みやすい。そのような動きがどのような結果をもたらすかは、いまさら説明する必要もないだろう。個人も集団も外との交流を断ったとき、危機を迎える。

ヒルエンド青年期ユニットは、入院の対象や基準、運営方法などについて、専門雑誌に考え方を発表し、専門家の間での議論を喚起してきたし、見学日などで施設を公開することにより、直接に議論する道も開いてきた。また、青年を強制的に入院させるということの法的な位置づけも明確にしていた。

私はブラゲン氏の外に開かれた態度をみて学ぶところが多いと思った。ただし、その考え方や運営方法には、まったく賛成できない。周りが対処できないからという入院理由はやはり荒っぽい。青年が入院について納得することをできる限り目指すことが重要なように思うからである。どうしても納得できない青年を対象とした病院である、その時あなたならどうするのか、とブラゲン氏なら言うのだろうが……。

ヒルエンド青年期ユニットは、一匹狼である。自説を曲げず、孤立を恐れない。その自説には同意できないものの、その存在は強烈なインパクトを持ち、私たちに治療とは何かを問いかけている。

三　硬い枠

モーズレイ病院の一角には、摂食障害ユニットというものがあった。思春期やせ症を中心とする摂食障害を治療するユニットである。

思春期やせ症は、意図的な過度のダイエットとでもいうべきものである。なぜ、そうせざるを得ないかという理由は、個々の青年によって異なっており、青年自身でさえはっきりとした理由がつかめないことが少なくない。

ただ、ダイエットをしてやせるということが、その時点で、青年のこころを支える大切なものになっているのは確かなようだ。だから、家族が食べろ食べろ、と言っても食べないし、医師が身体状態を改善するために治療しようとするのを拒否する。身体が回復することはこころの支えを失うことになるのだから、青年は恐怖心から頑なな拒否の姿勢をとる。

そのような青年に会うときには、その前提として、ダイエットしやせていることを、「そうせざるを得なかったもの」として、また「そうすることによって何か大切なものを支えているもの」として、尊重することが大切なように思う。しっかりと握りしめているものが脆くて壊れ易いものであるからこそ、それを手放す時は慎重でなければならぬと思う。身体の状態を説明し、できるだけ青年の納得を得ながら、ていねいに身体への手当を行なっていくことが大切なように私は思う。

モーズレイ病院の摂食障害ユニットは、私の考えとはまったく異なっていた。そこの大部屋には八つのベッドがあり、その中心に大きなテーブルが置かれていた。それが食卓であった。この病棟に入院する前に、青年と家族が読むパンフレットがある。青年は、このパンフレットを読んだ上で入院を決める。その一部を紹介したい。

病棟での食事は、第一週は一五〇〇カロリー、第二週からは三〇〇〇カロリー。

青年は、食事を拒否することは許されない。もし、青年が、一日の内の二回の食事を食べなければ、強制的な栄養補給が行なわれる（むりやりにでも、鼻から管を入れられ、栄養補給されるのである）。

食事は、朝、昼、夕食が、各一時間（間食が三回で、各々三〇分）。それぞれの食事は、スープが一〇分、メイン・コースが三〇分、デザートが二〇分と決められている。その上、例えば、青年の一人が、スープを一〇分の内で、食べ終えることができないとき、すべての青年が次のコースに移るのを、一五分間、待たなければならないという規則になっている。これを仲間の支え（peer support）あるいは仲間のプレッシャー（peer pressure）を利用するとスタッフは言っていたが……。私は、昔の日本の五人組や隣組を思い浮かべた。

昼食後、夕食後は六〇分間、ベッドで休んでいなければならない。その間は、トイレや風呂を使うことはできない。毎日、早朝排尿後、寝間着を着たままの状態で体重が測られる。最低でも、週に一・五ｋｇの体重の増加を目標とする。体重が、増加しないときは、電話や面会、外出の制限が加えられる。また、トイレや入浴は、スタッフの監視下に行なわれるようになる、云々。

この病棟を見学して、私はいくつかの疑問を感じた。確かに、入院中はスタッフが言うように確実に体重が増加するであろう。入院中に、うまくスタッフを信頼できるようになる青年には治療的に働くかもしれないが、そうでない場合はどうだろうか。こころの中は変わらないまま、身体だけが回復させられる。それは、時にはこころを傷つけることにもなるのではないか。

病棟の集団療法で青年たちとスタッフが話し合っているのを見学したが、

「私は、ここにいると体重を増やされるが、帰ったら、また必ずやせてみせる」と断言していた青年がいた。実際に、退院後、再び元のようにやせてしまう人が少なくないようだ。

ヒルエンド青年期ユニットやモーズレイ病院の摂食障害ユニットのようなやり方は、自分をコントロールできなくなった青年を、おとなが今一度、コントロールしなおそうとする試みと考えることもできる。

「君たちは自分で自分をコントロールできなくなっているのだから、私が代わりにコントロールする」というものである。

思春期、青年期は子どもからおとなへの移行期である。おとなは、少しずつ手綱を緩め、青年が自分で責任をもって決めることを増やしていく。

しかし、これは「言うは易し、行なうは難し」である。しばしば、青年はおとなの手綱を振りきって、その引力圏から飛び出ようとする。ヒルエンド青年期ユニットや摂食障害ユニットは、振りほどこうとする手綱を強く張りなおそうとしているのだろう。

だが、しかし、……。

四　イギリスの地域での実践

イギリスの病院の見学を続けている内に、非常に不思議に思ったことがあった。病院の外来で診察している患者の数が少ないということである。ベスレム王立病院の青年期ユニットの新患外来日と言えば、週に一日で、一人だけ（一家族といった方がよいかもしれない）に限られている。その一人に数時間をかける。

もちろん、予約が二、三カ月詰まっているのだが、それにしても、他の青年はどうしているのか。不思議であった。一般の外来でも日本ほどの数は診てはいなかった。不思議であった。別に、金持ちだけが来ているのではない。私の訪れたところは、NHS（National Health Service）という医療費が無料の施設であった。

数が少ないのには、いくつかの理由があるように思った。今でもよくわからないところもあるのだが、一つは、GP（General Physician）と言われる家庭医の存在である。精神科の専門病院に紹介したり、退院後の治療を担当したりする役割のいくらかは家庭医が受け持っているのである。もう一つは、医療施設以外の施設が質量ともに充実していることである。青年の場合だと、わが国にもある養護施設などの他に、寄宿学校や治療共同体などの施設がたくさんあるし、里親制度も充実している。そのような施設や里親が精神的な問題をもつ青年を抱えているのである。医療以外のふところが

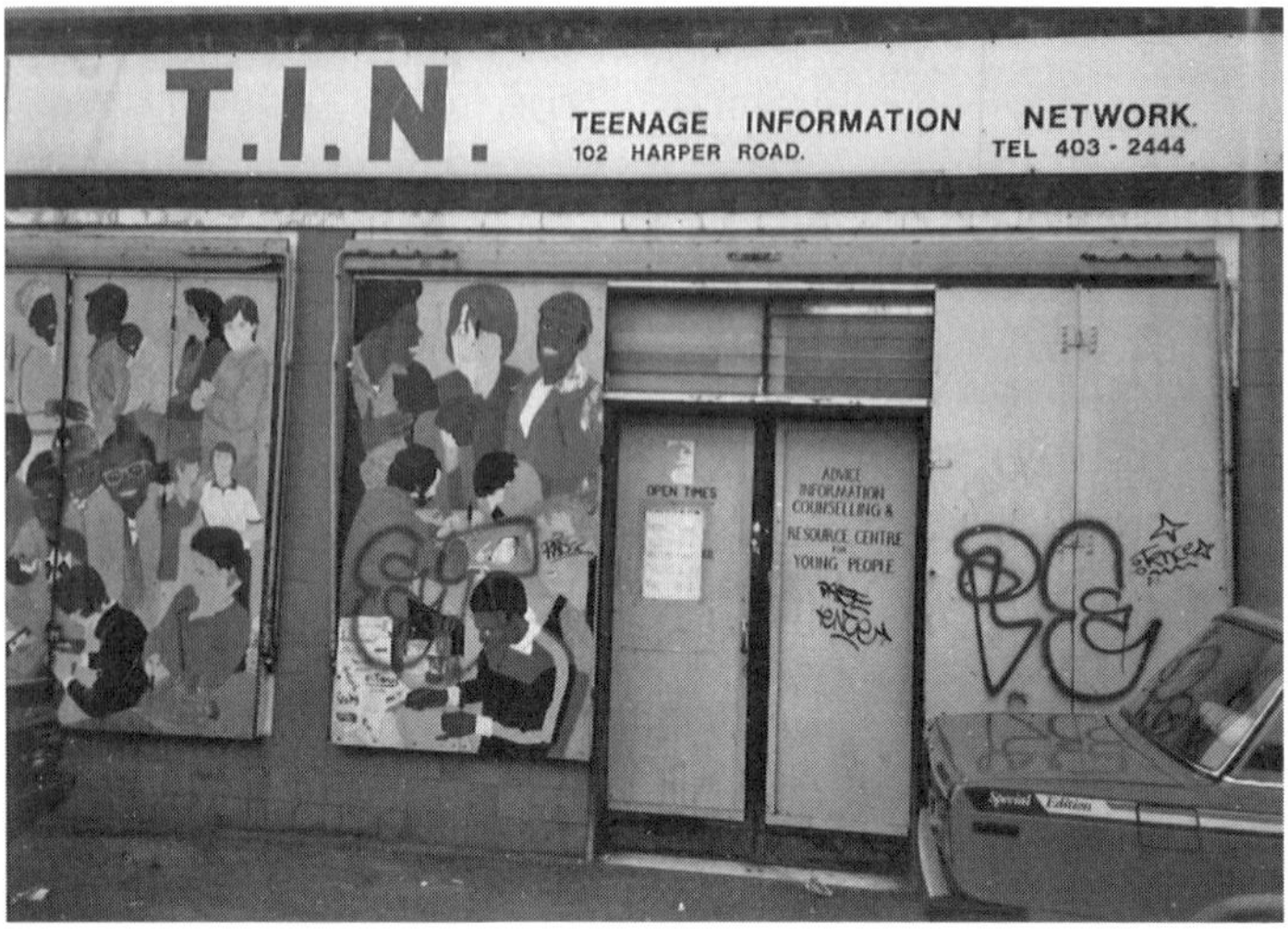

T. I. N.

深い。

更に、地域にはわが国にはない相談センターがあった。悔しいが、青年が選べる選択肢の多さではイギリスに当分追いつけそうにはない。

こんどは、イギリスの地域での実践に目を転じてみよう。

イギリスには、地域の中にカウンセリングや心理療法などのサービスを提供する施設がいくつかあった。代表的なものの一つは児童相談所（Child Guidance Clinic）であり、もう一つは青年カウンセリング協会（National Association of Young People's Counselling and Advisory Services、以下NAYPCASと略す）という団体に所属する施設である。

この二つは、その施設の外観からして異なった特徴をもっていた。児童相談所は外観は普通の建物（そして内部も普通の家を少し改造した程度のものである）で、ひっそりとしていて児童相談所という表示さえないものが多いのだが、それに対してNAYPCASの施設は建物の外壁に「DROP IN」、「TIN」などと書いたり、壁画のようなものを描いたりして、その存在を周囲にアピールするように工夫していた。

児童相談所は、「問題」を起こした青年とその家族が周囲に勧められて（時には強制的に）訪れるという場合が多く、相談しようとする動機の乏しい場合が多いようだが、NAYPCASの施設は青年や家族があくまでも自主的に利用する施設であり、利用者は施設を訪れる動機をもっている場合が多いようであった。このような違いが建物の外観に影響しているようだ。児童相談所は訪れたくない人が少しでも訪れやすいようにと、できる限りその外観を目立たなくさせていた。

ここでは児童相談所について詳しくは触れないが、わが国の児童相談所と異なる点は、（一）その管轄地域が狭い、（二）スタッフも建物も小規模である、（三）精神科医、ソーシャル・ワーカー、個人心理療法家、家族療法家、治療的教師などの多職種がチームとなって治療を行なう、などであった。

児童相談所を始めとしてイギリスの地域の精神保健サービス機関はいずれもめだたず、町並みにひっそりとあり、表示があるものと思い込んでいた私は、建物に気づかず通りを何度も行ったり来たりしたものであった。

それに比べて、NAYPCASの施設は自発的に訪れる人を少しでも増やそうと、外観を派手にして誘っているようであった。

五　NAYPCASの役割について

ＮＡＹＰＣＡＳに所属する施設（各々の施設は独自に運営されており、ＮＡＹＰＣＡＳからの経済的援助を受けているわけではない）は全イギリスで五〇余、そのうちロンドンには二四（一九九〇年現在）の施設がある。これらの施設は、（一）カウンセリング、（二）物質的援助（食事を提供することやお金を貸すことなど）、（三）教育や技能訓練（文字の読めない人に文字を教えること、「生活技能訓練」（Social Skill Training）をすることなど）、（四）精神医学的サービス、（五）ちょっと立ち寄るコーヒー・バー（これは私が前述した「たまり場」に近いもののように思った）、（六）社会福祉面での権利について教えること（生活保護、失業保険など）、（七）中間的治療（わが国の保護観察に近いもの）、（八）妊娠検査、（九）さまざまな活動（例えば、ビデオ、音楽、芸術、劇など）、（一〇）検索システムによる情報提供（コンピューターなどを使って）、（一一）自助グループのホストとなること、（一二）情報、（一三）助言、（一四）指導、（一五）実践的、情緒的支持、などのさまざまなものを提供するのが仕事となっている。これをみるとカウンセリングと同等に情報を提供するということに重点がおかれているのがわかる。

これらのサービスを青年と家族は無料で受けることができる。施設により重点の置かれる機能は異なり、例えば個人カウンセリングを重視している施設、より情報提供を重視している施設、コーヒー・バーのような「たまり場」的機能を重視している施設などいろいろあるようだ。

これらの施設に共通していることは、（一）匿名で利用できる、（二）青年の自己決定の尊重、（三）守秘義務の徹底、（四）社会サービス、教育サービスなどの公的なサービスからの独立、などである。

ここで、NAYPCASの中の、二つの施設を紹介しよう。

（一）クロイドン・ドロップイン・センター（Croydon Drop In Centre）

この施設は一九七六年に地区教会の慈善活動の一部として始まり、一九七八年からは教会から独立した組織になったもので、特にカウンセリングの提供に力点を置いている。クロイドン地域（ロンドン南部）に住む一四歳から二六歳の青年、および親や青年に関わる人を対象としている。この施設の特徴は、青年の意志をできるかぎり尊重するという姿勢にある。カウンセリングにおいても、青年の許可がない限り親や他施設に連絡をとったり秘密を漏らすことはしない。

例えば、自殺したいと訴える人に対して、精神科などの施設の受診を勧めるのだが、青年自身が望まない限りセンターの方から医療機関に連絡をとることはない。性的虐待を受けている人でも、青年自身が決心をするまではセンターはソーシャル・ワーカーなどに連絡をとらない。

唯一の例外は、青年が誰かを傷つける可能性が高いとき、ということであった。例えば、若い母親がその幼い子どもを殺す可能性があると判断した時は、スタッフがその母親に話した上で他機関に連絡をとったと話していた。

また、青年が施設を利用するのに何らかの申込書に記入する必要はなく、九〇パーセント以上の利用がファースト・ネームのみで記録されていた。もちろん偽名で登録してもかまわず、青年が与えてもよい情報しか知ろうとしない。スタッフは、二名の常勤スタッフと一二名の非常勤スタッフ（ボランティア）で構成され、財政は半分が地方当局からの助成金、残りの半分が寄付によっていた（財政規模は、年間約六万ポンドという）。ここは、社会サービスからも、教育サービスからも、医療サービスからも独立した存在になっている。

（二）ティーンエイジ・インフォメーション・ネットワーク（Teenage Information Network, TIN）

この施設は一九七九年につくられ、情報や助言の提供に力点が置かれている。サザックとルイシャン地域（ロンドン南部）に住む一三歳から二五歳の青年を対象としている。直接、訪れてきた青年の相談内容の三分の一は住居についてであり、それらの青年のほとんどはホームレスであったという。この施設では、カウンセリングの提供にはあまり力が置かれていないようであった。

これらの施設の利用者層は、わが国の「いのちの電話」などの電話相談を利用する青年に近いように感じたが、これらの施設には、直接顔を合わせてのカウンセリングや情報提供に特徴がある。こういう施設が匿名で利用できることが、施設の敷居を低くし利用者を増やすことになるのは容易に想像できる。

特にクロイドンの施設は守秘義務を徹底させ、青年の自己決定や意志を尊重する姿勢を貫いているのが印象的であった。この姿勢が青年の施設への信頼を深め、利用しやすくさせているようであった。

情報を提供するというサービスは重要である。わが国のようにマスコミが発達しているところでは、青年や家族も充分な情報をもっているという幻想を抱きやすい。不登校に関する多くの著書や、進学ガイドのようなものが、書店にたくさんある。しかし臨床場面で青年と話した感じや「いのちの電話」などのサービスに関わった経験から、青年は自分の利用できる施設や制度について意外なほどに知っていないようにも思うのである。

充分な情報を得ることは、青年と家族の選択肢を増やし豊かな自己決定を可能にするという利点がある。地域の中でのこのような情報提供サービスの充実が望まれるところである。

六　知る・決める

さらに回り道をしてみよう。

インフォームド・コンセントは、「説明と同意」と翻訳されることが多いが、その意味は、医療において治療を決定するとき、患者さんが病気とその治療について充分に説明を受けた上で、治療について同意し決定するというものである。専門家と言われる人が、一方的に治療内容を決めるのではなく、患者さんやクライアントが充分に治療についての情報を得た上で同意、決定するというように、患者さんやクライアントの側の意志が尊重されるようになってきたのである。考えてみれば当り前のことなのだが、治療のさまざまな面においてこの考え方が行きわたるのには、まだまだ時間がかかるように思われる。

単に治療内容などを決めることにおいてだけでなく、進路を決めるときなどにおいても、情報を得ることは大切である。例えば、家庭に引きこもっている青年の場合、自分にはこれからどのような可能性があるのか、どのような選択の余地があるのか、などの情報をもっていない場合がある。それが、家から外に出ることを一層難しくしている場合もある。中学校を卒業した年代であれば、進学可能な高校や、大学入学資格検定（「大検」）などの制度について知ること、また、アルバイトや青年の参加できる活動について知ること、など情報は多い方がいい。

ただし、情報の提供の仕方にはコツがある。あっさりと事務的にわたすこと。青年は、おとなの一言にさまざまな意味を汲み取りやすい。

「○○学校のパンフレットをもらってきたよ」と言うと、「○○学校に行ってほしいのだろうか」と考える。「××のアルバイトの募集があったよ」と言うと、「アルバイトをしろ」と言われているように感じる。「○○ちゃんは、今年、××大学に入ったそうよ」と言うと、「お前はつまらない人間だ」と言われたように感じる。言葉が、命令や期待を含んでいるようにどうしても感じてしまいがちである。

もちろん、おとなのこころにそのような期待があることもしばしば事実である。また、その期待を捨てなければならない、というものでもない。過剰な期待は別にしても、おとなの期待は青年を励ますものでもある。むしろ、大切なことはおとなの期待が目先のことに向かず、数年先の青年に向くことではないか、と思う。草木の芽が、やがては花や実をつけるように期待しながら、肥しをやったり、添木をしたりするような手入れをすることに似ている。

情報を伝える際には、あっさりと事務的に「こんなのがあったよ」と伝えるようにしたい。そして、青年が情報に見向きもしなかったり、見ても何の反応も起こさないときに、がっかりしないようにしたい。親が顔を曇らせたり、ふーっと深いため息をつくことに青年はとても敏感である。「やっぱり、行ってほしかったんだな」と思うのである。情報は「種」である。一つ一つの種に期待するのではなく、たくさん蒔いたうちのどれかから芽がでたらいいな、というくらいの気持ちで蒔いたらどうだろうか。

情報を得た後に青年がしなければならないことは、その情報をもとに自分で決めるということである。すなわち自己決定である。ことばで言うのは簡単だが、これにはとても勇気がいる。自分で決めるということは、その結果に対して自分で責任をもつということだ。

決心のつかない青年は、自分の代わりに親や教師に決めてもらおうとすることがある。その結果が好ましくないときは、「これを決めたおとなが悪い」ということになり、自分で責任を負わなくてすむ。自分で決めるということは、一種の賭であり、その結果は自分で責任をおわなければならない。青年期においては、青年を自分で考え自分で決めることができる一人前の存在と見なし、青年が自分で決めることをできるだけ増やすことが肝心なように思う。

七　柔らかな枠

さて、もう一度、「枠」について考えてみよう。

線路や川に飛び込もうとしている人を見れば、私たちは何とかしがみついてでも止めようとする。首を吊ろうとしている人を見れば、引き止めようとする。その時、私たちは考える間もなく、自分の身体で止めようとしている。それでも死のうとする人の身体を必死で抱きしめたり、ふりほどこうとする手をしっかりと握りしめようとする。そして、相手の死のうとする力が弱まるのを待つ。

死にたい、ともらす人の側にいる。交代で誰かが側にいて、何か実行に移しそうな気配があると止めようとする。その人が動くとついてゆく。まるで重石のように離れないでついてゆく。そして、一人では止められないとき、何人かで手をつないだり、代わり交代で側にいたりする。

こころの「枠」とは本来、このように人の身体を使ったものであるべきなのだろう。人による網、人による壁。そこでは、止める力強さと同時に、身体の温かさや柔らかさ、息遣いが感じられる。そして、それを通して止めようとしている人のこころの動きも感じられるものなのだ。思いやる気持ちや、時には痛む気持ちさえも……。

だが、人の枠には、数とエネルギーが必要である。このような時間が長く続くと人は疲れ、やがて、枠として働くことができなくなる。それを防ぐために、ソフトの面では規則が、ハードの面ではコンクリートの壁や扉などが、人の網や壁を補うものとして生まれてきた。しかし、その規則や物理的構造が治療では当り前なものとして考えられ、一人歩きさえしているのが、現在の精神医療の抱えるひとつの問題ともなっていると考えられないだろうか。

しばしば、原点に立ちかえって考える必要がある。

人を思い描くことができない、という青年がいた。

「診察室で、先生と話しているときは、先生が自分のことを心配してくれているのだな、とわかるんです。安心します。でも、診察室を一歩、外に出ると、先生の顔を思い出すことができないのです。それで、先生が本当に私のことを心配してくれているのか不安になって、確かめたくなるのです。それで、何度も何度も電話をかけるんです」と青年は言う。

瞼を閉じてこころのスクリーンに目をやれば、浮かんでくる人の顔がある。それは、さまざまな思い出とつながり、さまざまな感情を引き起こす。その中で、自分を見守ってくれる、何人かの顔が浮かんでくる。人を思い浮かべることによって、人生のしんどさをしのぐ。少なくとも私はそのようにしてきたように思う。

思い浮かぶ人は、こころの内で私を支える枠となる。私たちは、こころの外と内の両側の枠に支えられながら生きているのである。

V君は、学校に行かなくなり家に引きこもるようになってから、些細なことで母親に対して暴言や暴力をふるうようになった。ラジカセやCDなどの欲しいと思ったものをすぐに買うように要求し、それが通らないと「わしの言うことがきけんのんか」「おまえのせいで腹がたつ」と母親を殴るようになった。要求したものを買い与えるとしばらくの間は落ち着くのだが、それはしだいに高価なものになっていった。

V君は部屋に電話を付けさせ、母親に子機を持たせた。そして、二四時間、何かあると母親を呼び

つけるようになった。何かあると、

「おまえが悪い。おまえはひどい親じゃ。わしが苦しんでいた時、何もしてくれんかった。兄貴ばっかり可愛がってわしにはなにもしてくれんかった。わしはずっと我慢してきたんじゃ。わしがこうなったのはお前らのせいじゃ。もう、お前らの言うことはきかん。わしの言うとおりにせえ」と言うのであった。

V君は自分の願うことを完全に叶えてくれるのが「親の愛情」であると主張した。そして、母親は自分の愛情不足がV君の荒れる原因であると思い、V君の気持ちに完全に応えることが親の務めであると思うようになった。V君は母親が寝たり休んだりすることを許さなかった。

「お茶をもって来い」「部屋に来い」とたびたび呼びつけ、母親の来るのが遅いと、

「何ですぐに持ってこんかったんじゃ。寝とったんじゃろう」と母親を責めた。母親はしだいに疲れ、今にも倒れそうになった。

V君が父親とはまったく顔を合わそうとしなかったので、ある時父親が注意しようと、V君の部屋に入ろうとしたところ、激しく怒って包丁を振り上げたことがあった。それ以来、父親は何もせずにただ見ていることしかできなかったという。

しかし、V君の暴力がエスカレートし、母親がこれ以上耐えられそうになくなってきたので、はじめてV君のことを親戚に話し、おとな数人がかりでむりやり病院に連れて来たのであった。

数人のおとなに取り囲まれてV君が外来にいた。V君は興奮して皆に罵声を浴びせていた。両親が先に診察室に入り、

「Vの暴力にこれ以上私たちは耐えられない。入院させて欲しい」と疲れきった表情で述べた。

それから、今度はV君と二人で話をした。

「両親が入院を希望しているが、君はどうなのか」とたずねた。

「何でわしが入院せんといけんのか。悪いのは親のほうじゃ。いつもわしを怒らせるようにばかりする親の方が悪いんじゃ。入院するなら親の方じゃ」と言う。

V君は、最初は怒っていたが、話を聞いているうちに少しずつ落ち着いてきた。親がどんなことをしたときに腹がたつのかとたずねると、「いつも同じことをくどくど話す」とか「頼んでもすぐにしてくれん」などと述べた。

「これまで買いたいものも買ってもらえず、やりたいこともさせてもらえなかったのだから、これくらいのことは親ならやるのが当然じゃ」という。幼いときのことから、最近のことまで、親がどんなにひどい親であったかを次々と述べた。どこまでが事実で、どこからがV君のこころの中で培養されたものかはわからない。思い出は、しばしば現在の心理によって歪曲されてしまう。

しばしば親子の間で、「このような仕打ちを受けた」「そんなことをしたことはない」という会話が交わされるが、これは出口のない不毛なものになりやすい。だからといって、よい代案があるのではないのだが。

「お母さんとしてはそのようなつもりはなかったのだけど、あなたがそのように感じていたのならごめんね」というくらいであろうか。それで、子どもが納得するという訳にはいかないだろうが、親が、一生懸命子どもを育ててきたつもりであるということは伝えてもいいと思う。

もう一度、両親に会う。私は今、Ｖ君を入院させるということにはＶ君の気持ちを考えると賛成できない旨を言うと、

「このままでは母親を殺しかねません。そんな大事件になったときは、先生が責任とってくれるんですか」と父親は私に詰めよった。

「御両親がお困りになっていることはよくわかります。でも、今、Ｖ君をむりやりに入院させたとしたら、Ｖ君はどのように感じるでしょうか。親に騙された、見捨てられたという気持ちをもってしまうのではないでしょうか。入院中はその気持ちをがまんできるかもしれませんが、退院するとそれがもっと激しい怒りになって表われてくるのではないかと私は思うのです。

もし、入院するとしたら、Ｖ君が自分から入院しようという気持ちになった時ではないでしょうか。さしあたっては、自宅と病院以外でしばらくＶ君が過ごせる場所を探してみませんか」と私は言った。

特に家庭内暴力などの場合は、精神科医は家族の「何とかして欲しい」という期待に、肝心な時に添えないことが多い。精神科医は長年続いている問題を瞬時に解決する力など持ってはいないのだ。もし、家族の期待に応えようとして、強制的な入院をさせるという選択をしたとしたら、家族も精神科医もいつかそのつけを払わなくてはならなくなるだろう。

そして、そのつけの方が当面に得られるものよりもはるかに大きいことは決して少なくない。できるだけ青年の納得を追求すべきだと私は思う。もちろん、例外がないわけではない。ただ、例外をできるだけ少なくする努力は必要だ。

再び、V君に会う。

「君の言い分はわかった。君をむりやり入院させることには、私は反対だ。でも、このまま家に帰るとやっぱり気持ちよくやっていくことはできないと思う。家以外で、どこかしばらく君が休めるところはないだろうか」と私は言った。V君はしばらく黙っていた。

「○○のおばさんのところなら、しばらく居てもいい」と言う。再び、両親に会う。

「○○のおばさんの家に泊めてもらうことは何とかできるかもしれない。最近、行ったことはないが、Vが小さいときには可愛がってくれて、よく泊まりに行っていた。大学生の従兄弟もいる」とのこと。

両親もV君が家の外に出ると言うとは思っていなかったので、意外であったらしい。連絡をとってもらうと、しばらくならV君を預かることができるということであった。親がぎりぎりの時は、青年もしばしばぎりぎりであり、青年なりに悩み、何とか出口を求めていることが多い。

再び、V君。○○おばさんのうちでしばらく過ごすことができそうなこと。そして、もし、いやでなかったら私のところに通ってこないか、と誘う。V君は考えてみる、と言い帰っていった。

いつも、V君のように家庭でも病院でもない第三の場がうまく見つかるわけではないのだが、できるだけ粘りたい勝負どころである。治療者が粘っていると、青年も親も意外な出口を見つけてくれることがある。

V君の場合、家に引きこもるようになった結果、それまであった友人関係もしだいに途絶えていった。最初は、家に授業のノートやプリントをもって来てくれたり、電話をかけてくれていたのだが、

Ｖ君が友人に会おうとしなかったり、電話にも出ようとしないため、しだいに友人からの連絡も遠のいていったのである。

担任の先生も最初は毎週家を訪れてくれていたのだが、Ｖ君が自分の部屋に閉じこもって、担任の先生に会おうとしないため、やがては家を訪れなくなってしまった。

話がわき道にそれるが、青年が教師に直接、会うのをさけるということは、必ずしも教師が家に訪れるのを嫌っているということではないことは前述した通りである。もちろん、教師が青年の領土に不用意に侵入したり、学校にくるようにとくどくどと説得しないことが前提であるが。

また、Ｖ君のように子どもが家に引きこもってしまうと、どうも親の方も引きこもるようになる。Ｖ君のお母さんは、それまでＰＴＡ活動や子ども会活動を熱心にしていたのだが、Ｖ君が学校に行かなくなってからは、そのような活動をやめ、家に引きこもるようになってしまった。それまでは、近所のお母さん方や知人が家を訪れ、お茶を飲んで話すという機会がよくあったのだが、Ｖ君が学校に行かなくなってからは家に閉じこもった状態になってしまった。

自分の子どもが学校に行っていないということは、「家の恥」で人に知られたくないという気持ちがお母さんにはあったようである。Ｖ君もお母さんも何も悪いことはしていないのに、何か悪いことや恥ずかしいことをしたような気持ちになって家に閉じこもってしまい、母親とＶ君が一つのカプセルの中に入ったような状態になってしまったのである。

いったん、このカプセルができてしまうと、Ｖ君が母親から離れようとしてもなかなか離れられなくなる。Ｖ君の暴力は、この「母子カプセル」という密室状況の中で培養されたのだと思う。このような時には、家を開くこと、すなわち人間関係の網の目を取り戻すことが意味を持つ。特に、母親が近所づきあい、友だちづきあいを再開すること。母親がそれまでの人生でやってみたかったけれどやれなかったことを、思い切ってやってみることなどが大切なように思う。

また、近所の人に家にお茶を飲みにきてもらったりすることもいい。母親が人間関係をとりもどすこと、そしてさらには新しく築くことが大切なのである。子どもの方も同様である。とはいえ、親が子どもに人間関係をつくって与えられないのが難しいところである。

私は、V君の人間関係の絆がひとつでも増えて行くように試みた。ひとつは私との間で、もうひとつは○○おばさんとの間で。そして、学校の先生に家庭訪問をしてもらい、先生との間にも絆が張られるように試みた。このように青年を中心に、人間関係が放射状に張られていくことが、V君には大切であったように思う。母親についても同様である。母親も自らの人間関係を取り戻すことに意味があった。

私は、このように人間関係の絆こそが、青年の「枠」となればいいと思う。

この「枠」は、包囲網や柵ではない。柔らかく受け止める網である。そして、「枠」は、時にははみでることができる方がいい。はみでることを許さない包囲網や柵は、むりに止めようとするあまりに不要な危険を招くことがある。

そのためには、青年の周囲のおとなは余り緊密な連携をせず、ゆるやかな連携を心がけたいものである。青年がある人に話したことが、あっという間に違う施設の人に伝わるといったことは決してよいことではない。それは、第一章で述べたように青年の影を奪うだけでなく、青年が場所によって多様な顔をし、多様な振舞い方や生き方をするという可能性を奪う。人や場がある程度の独立性を保っていることが、青年の多様性を保障し、ひとつの人や場を契機に青年が変わっていくという可能性を与えると思う。

何故、柔らかい枠に、網にこだわるのか。それは、青年が治療や援助を受けた後味を決めるように思うからである。立ち直った時に、こころに残るものに影響すると言ってもよい。強固な枠は、それ相応のこころの傷とでもいうべきものを残す。自分の意に反して強いられた体験は多かれ少なかれ傷をつくる。それが、深い愛情に裏打ちされたものであると後になって気付いたとしても、である。

青年がほとんど自由に動くことのできる、柔らかい枠や網に、即効的な効果はない。しかし、青年のこころの中にある種の納得を残すように思うのである。自分なりに一生懸命にやった、自分の力で何とか乗り越えた、というような手ごたえを残してくれるのではないか。青年の納得を大切にすること。それが、青年を傷めずに癒してくれると私は思うのである。

第八章　おわりに

一　イギリス再訪

一九九六年冬、イギリスを再訪した。小雪がちらつく寒い冬であった。ここ数年、暖冬が続いており、何年かぶりの寒さだという。今回の訪問は、第七章で述べた青年期ユニットがどのように変化したかをこの目で確かめるのが目的であった。

ベスレム王立病院は、一九九三年に、長年、コンサルタント精神科医を務めたスタインバーグ氏が転勤し、新しい精神科医が後任となっていたが、ユニットの運営方針に基本的な違いはないようであった。青年期ユニットは一四床に増えていたが、教師、ソーシャル・ワーカー、研修医の人数や勤務時間は減り、医療、福祉への国家予算の削減がうかがわれた。ユニットの構造に大きな変化はなかったが、壁は明るい色に塗りかえられ、モネのポスターなどがかけられていた。以前は管轄の地域の青年の入院が多かったが、最近は遠方からの入院も増えたということであった。ＮＨＳの方針の変化であろうか。

入院前に青年の家や学校に看護婦やソーシャル・ワーカーなどが訪問したり、退院後にも訪問して助言するなどの、ユニットから外に出向いていくサービス、すなわちアウトリーチ・サービスと呼ばれるサービスを活発に行なうようになっていた。そのサービスだけで、入院をせずにすむ場合も少なくないらしい。

大きく変わっていたのは、ヒルエンド青年期ユニットの方であった。コンサルタント精神科医のブラゲン氏は、一九九四年に定年退職していた。それ以前から、ユニットの運営方針に対する外部からの風当たりは強くなっていたようだった。

一九八九年に改正され、一九九一年から施行された児童法などは、一六歳未満の青年の治療についても、青年の判断能力を重視し、著しく損なわれていない限り、治療に対して青年の同意を求めるものに変わっていた。以前であれば、一六歳未満なら親の意思だけで治療を受けさせることができたが、それに対して強い制限がかかるようになったのである。しかし、ブラゲン氏は退職まで、さまざまな方面からの批判を受けながらも、自身の病棟運営の方針を通したということであった。

しかし、その後に赴任したコンサルタントは、ブラゲン氏のやり方には反対であった。青年をコントロールするために、隔離室を用いたり、薬物によって青年を鎮静させることが多すぎると考えたし、そもそも、青年に入院についての同意を求めないことはよくないと判断した。地域の保健局からの改善勧告もなされていた。新しいコンサルタントは、ユニット運営のやり方を変えようとした。入口に鍵をかけて閉めていたユニットを、青年が外に自由に出ることができる開放のユニットにした。医学的に診断し、青年のための薬物治療を行なうようにした。

その時、ブラゲン氏の考えに共鳴し、長年、ともに仕事をしていたスタッフから、激しい抵抗が起こったという。私が訪れた時は、まさに、ユニットが変わっていく過渡期であった。ユニットの精神科医や看護婦は、青年たちに自分たちをファースト・ネームで呼ばせ、教師は以前どおりファミリー・ネームで呼ばせていた。主要なスタッフの集まるミーティングには重苦しいものがあった。だが、苦しみながらもユニットを変えようとする雰囲気を感じさせるものではあった。それに、そのようなミーティングに私を参加させてくれるスタッフの度量の大きさというものにも感心した。少なくとも都合の悪いことは内輪で解決し、外部の人に「内の恥をさらしたくない」という態度はない。

驚いたのはそれだけではない。ヒルエンド青年期ユニットの母体であるヒルエンド病院自体がなくなっていた。大きな精神病院を廃止し、地域に小規模なユニットや共同住居などを作り、こころの病いをもつ人を地域の中で支えていくという方向へと、急速に全国レベルで動いていっているようだった。その結果、ヒルエンド青年期ユニットは、違う病院の一棟を借り、転居したばかりであった。その病院も二年後に廃止になる予定で、二年のうちに新しいユニットを、再度つくらなければならないというものであった。青年期ユニットの運営が変わったというだけでなく、精神医療全体が急速に変わりつつあるという印象を受けた。

しかし、これは理念的にはよいのだが、実際的には今のところあまりうまくいっていないところがある、とあるコンサルタントは述べていた。というのは、政府は大きな精神病院を廃止し、その土地を売り収入を得るが、その一部しか地域サービスにまわさないというのである。だから、地域で病いをもつ人を支える人や施設は実際には、それほど充実しない。その結果、病いをもつ人は誰からの世話も受けられないまま、地域で生きることにもなりかねない。地域で病いをもつ人を支えるためには、スタッフの人数と施設が相応に充実することが必要である。

話を青年期ユニットに戻そう。新しいコンサルタントの方針に、私は基本的に賛成である。その苦労は並大抵のことではなかっただろう。孤軍奮闘に頭が下がる思いだった。

ただ、ユニットに附属している学校を見学したときに、教師の一人がぽつりともらした言葉がこころに残っている。

「ブラゲン氏は青年に病気のラベル張りをしなかったが、今は、○○病の××さんと呼ばれる。昔はどんな問題を持った青年でも診ることが私たちの誇りだったが、今では限られた青年しか診ていない。それは、とても残念なことである」

ブラゲン氏は、病気として青年を見るのではなく、自分をコントロールできない存在として青年を見ていた。もちろん、病気という視点をもたないユニット運営には、「病気の治療が行なえない」「病気の苦痛を見落とす」などの危険があり、入院対象も「問題行動」などを呈する青年に自ずと限定されていく傾向がある。

しかし、「病気」とみなしたときから、その青年の生の苦悩が見えなくなるという落とし穴もあると思う。現在、進行しているユニット改革が、青年の生の苦悩を受けとめる感覚を保ちながらのものであって欲しいと願う。

それまでのユニットは、犯罪などを犯した患者を診る、いわゆるセキュア・ユニット（Secure Unit）の仕事までしていた。そのような患者は本来セキュア・ユニットで治療するべきだ、と新しいコンサルタントは言う。

しかし、それは、一部に「難しい」患者を診るユニットをつくり、その他の施設を開放的なものにしていくという、ユニットや病院を機能分化させていくやり方である。そのような全体の布置をみたとき、それしか方法はないのかと思う。ブラゲン氏は、普通の青年期ユニットで、幅広い青年の問題や病気に対処していこうとしたのではないか。

ブラゲン氏のスタイルの青年期ユニットはもうイギリスにはないだろうと多くの人が述べた。その運営の法的根拠がなくなったためでもある。しかし、ブラゲン氏の問いは依然として生きていると思うのである。

二　悩む

「悩むことは大切だね。みんな、悩みながら大きくなった、というコマーシャルがあったよね」と話したら、「そんな古いこと言うのは先生だけですよ。そんな考えはもう通用しませんよ」と大学生のQ君に言われてしまった。Q君は対人恐怖症で悩んでいた。休み時間に同級生と何気ない話をするのが苦痛で、話題がない自分を皆はおもしろくない人間であると思っているのではないか、と悩んでいた。何とか自分の方から積極的に話そうと思うのだが、自分の話そうと思うことはすべてつまらないもののように思え、いつも黙って同級生の話を聞いていた。その時間がQ君にはとても苦痛な時間だったのである。

「今の大学生は、軽く、明るく、楽しくですよ。悩みを話すと『暗い』と嫌われるんです」という。

「悩みを打ち明けるということはないの?」とたずねると、

「冗談めかして言うんです。みんなの反応をみながら、いつでも、今のは、冗談、冗談って言えるようにね。深刻な感じはだめなんです」と言うのである。

なるほど、と私は感心した。言われてみれば感じはよく分かる。明らかに若者文化は悩むことにマイナスの評価を与え、悩みは好まれない話題になってきている。

ほんの少し前までは、悩みや不幸の告白大会をして、誰が一番悩んでいるか、誰が一番不幸であるかを競争したものである。そして、一番悩んで、一番不幸なものが、一番偉くて尊敬されるような雰囲気があった。また、本当の友だちになるには、悩みや不幸を交換することが必要であった。実際に、悩みや不幸を交換しているうちに悩みや不幸を分けもつことができ、重荷が少し軽くなるというメリットもあった。


現代の青年の悩みはなくなったのだろうか……。

私はそうは思わない。先ほどのQ君のように悩みを抱えている青年に出会うことは、決してまれではない。その悩みの多くは私の青年時代と変わらないように思う。人との付き合い方。自分の生き方。恋愛……。

しかし、その悩みをはじめて打ち明けるのが、他ならぬ精神科医の私である、ということは確かに最近、増えてきているように思う。何故、今まで誰にも相談しなかったのか、と驚くこともある。


「今まで、誰にも相談しなかったの?」と尋ねるとコクリ。

「大変、だったでしょう」というと再びコクリ。うなずきながら、目に涙がにじむ。

「親には相談しなかったの?」というと、

「心配をかけたらいけないから」と。

「友達には?」

「嫌われたくないから」

悩みは昔と比べ、友人の間で交換されないものに、孤独に自分一人で悩むものになった。しかし、閉ざすことのもたらす結果については、本書のいくつかのところで触れた通りである。豊かなものを生み出すこともあるが、人と共有できない思い込みの世界を形づくることもある。

悩みを抱えることに耐えきれず、身体や行動で表現することもある。そして、一見、悩みのない明るい青年になることもできる。たまたま、「青年のコンパ」に相席して「中年のコンパ」をしていると、「青年のコンパ」の明るさとエネルギーに圧倒されて、私はしだいに暗いオジサンになってしまうことがある。

しかし、だからと言って、その明るいエネルギーの塊のように見える青年に、悩みがないわけではないだろう。明るさは、悩みを絶えず意識から排除することによって維持されている場合もあるはずである。

青年の悩みはこころのより深くに、よりぼんやりと、つかみどころのない形で沈んでいるように、私は思う。青年自身にも意識できないような形で……。人生に対する投げやりさや先行きの漠然とした暗さが、奥深くにある悩みをうかがわせる。深く沈んだ分だけ、現代の青年の悩みは見えにくくなっている。

たまり場では、外からの視線がいくらか遮られることによって、「何か」が共有される可能性がある。「秘密の花園」では、メアリーとコリンとディコンたちが秘密の荒れた「庭」を耕し育てるという作業を通して、コリンの閉ざされた「こころの庭」を開いていった。そして、コリンの身体の症状は、「あんたのコブはヒステリーコブよ」というコリンの思い込みを直撃するメアリーの言葉によって、開かれた悩みとなったのである。「秘密の花園」はまさにおとなの目の届かないたまり場である。たまり場は、青年たちが、ふっと悩みを打ち明ける場となりうるのだ。

たまり場がおとなの目の届かない時と場を求めて、物陰や暗闇に移っていくように、悩みを打ち明ける場が、電話から、ポケベル、そしてパソコン通信へと、直接的な接触をさけるものへとその媒体を移していっている。それは、一方では、新たに悩みを打ち明ける場となってゆく豊かな可能性を示しているのだが、他方では、直接的な人間関係の中で悩みを打ち明けることが難しくなっていることをも示しているように思う。

旅をしていると、こころの窓がふっと開く瞬間がある。C君がおじいさんと並んで沖縄の海を見ていたとき、C君ははじめておじいさんに悩みを話した。おじいさんの何気ない言葉ははじめてC君のこころに届く言葉となった。ともに旅をするときは、なおさらであろう。青木保氏の言うように、巡礼という「非日常」の中では、悩みなどの「自己提示」が行なわれる。悩みを打ち明け共有する時をつくる。しかし、旅においてさえも、悩みを打ち明けることは、無防備な自分を見せることである。「初めての土地では、騙される機会が常にあります。だから、騙されまい、と頑張る。騙されてもいい、と思うと、世界が変わりますね……」(沢木耕太郎)。これが旅の心構えなのかも知れない。

相談、カウンセリング、心理療法というものは、「精神症状」という変化球で表われているものを、ストレートな「悩み」となるように応援する仕事でもある。病んでいる青年が、悩める青年にな

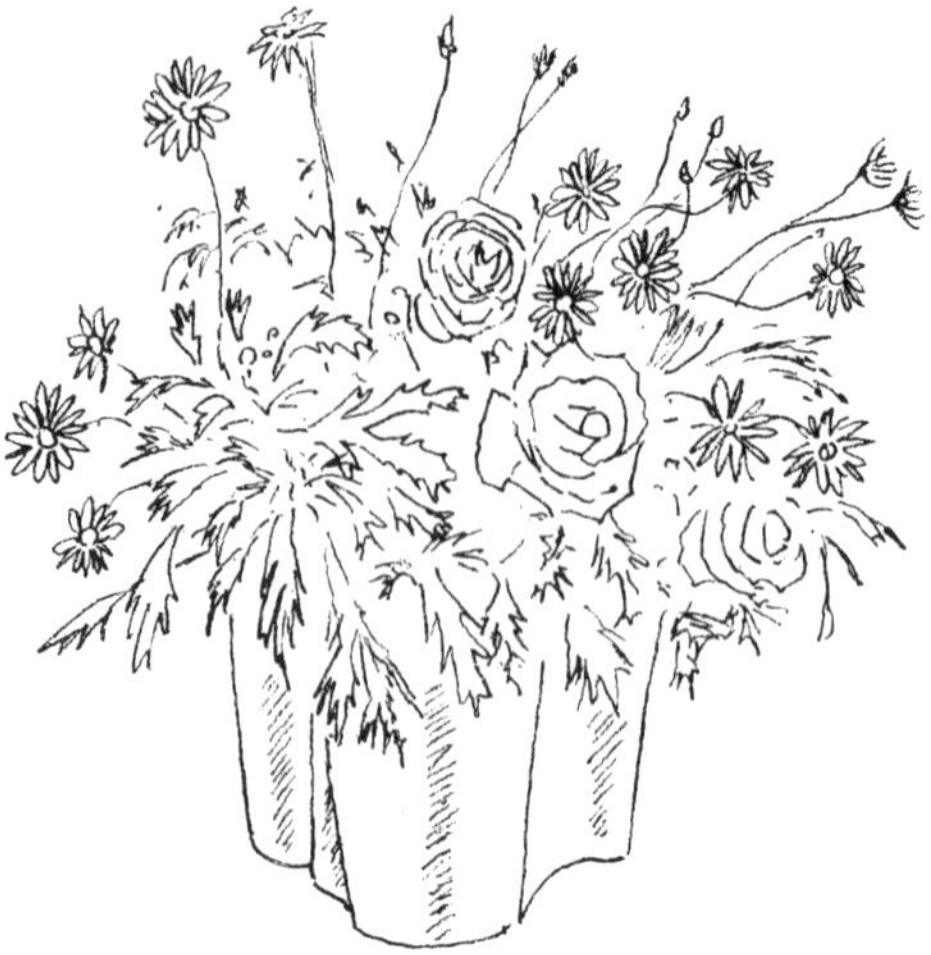

花

ることが目標である。悩める青年は、健康な青年なのだ。

　さて、この悩みに対してどのように応援したらよいのだろう。私は、「山の上の火」のじいさんのように遠くの山で思いを燃やすことではないかと思う。または、青年が安心して悩むことのできるように青年のこころの容器をそっと支えることこそが仕事ではないかと思う。悩みを取り去るのではなく、より深く悩むことを、そして自分の足で立つことを応援するのである。

「山の上の火」のじいさんを山小屋の老夫婦といってもよい。青年は重いリュックを背負って山道を登ってくる。沢の水、尾根の風、斜面の花に心満たされる時もあるだろうが、山の天気は変わりやすい。突然の雨に、うたれるままに歩かなければならないこともあるだろう。一日の行程の終わりにやっとたどりついた小さな山小屋。山小屋の老夫婦はひとときの安全な宿と食事を提供するが、質素な宿も金さえはらえば泊まれるというものではないことを青年も知っている。「山の上の火」のじいさんも山小屋の老夫婦も決して自分が代わりをすることはできない。じいさんがアルハになったり、代わりにリュックを背負って山道をいくことはできないのだ。

しかし青年はその遠い山の上の火を頼りに、長い夜を過ごし、山小屋の一宿で力を取り戻し、翌朝、また山道を歩き始めるのである。

だがそのじいさんにも悩みがある。一見無駄なように思える火を長い間燃やし続けていると自分の無力をいやと言うほど味あわされるだろう。老夫婦は毎日毎日人の世話ばかりしていてはくたびれもする。時には息抜きも必要となるだろう。じいさんを支える別のじいさん。時にはお茶でも飲んでおしゃべりをする、べつのじいさん、ばあさんが必要となる。

つまり、お互いを支え合う連鎖が、また自分自身もが力を蓄えることが必要となるのである。それには、自分が多くの人々や自然、それらの底を流れる大きな「いのちの流れ」とでもいうものに生かされているということに気づく体験が大切でもあるだろう。

そして、柔らかな枠は、漠然とした深いところにある悩みが、こころの中で悩みとしての形を表わしてくるように、ゆっくりと熟成させるための器といってもよいと思う。

青年と次のような会話を交わすことがある。

「こうしてみたらどうかな?」

「先生、それはもう何度も考えてみました」

「では、こうしてみたら?」

「やったけど、うまくいきませんでした」

「では、こうしてみたら？」

「それもだめでした。先生、なんかいい考えはないんですか？　先生なんでしょ」

「うーん、申し訳ない。でも、やっぱり君以上にいい考えはないな」

助言はする。でも、すぐには役に立たないというのが現実である。

結局は、青年のしんどい話を聞きながら、「うーん、大変だったね」「しんどいなー」「よくやってるね」などのことばを発しているだけなのである。一緒に途方にくれているという方が正確かも知れない。

そして、「大変だけど、一日一日を何とかしのいでいこう」というようなことを伝えていることが多い。でも、自分のしんどい状況をこの人はわかってくれている、知ってくれていると感じることができたとき、青年はその悩みを抱えることができるのである。

ある意味では精神科医などのおとなは、青年にとって悩みを受けとめるためのクッションのようなものである。しかも、ほころびかけているクッションである。そのことが、青年にもしだいにわかってくる。青年が一人立ちしていく道のりは、おとなに少しずつ、ゆっくりと、じっくりと、がっかりしていく過程でもあるのだろう。それが同時に、捨てたものではないな、という気持ちに裏打ちされたものであって欲しい、と願いながら、日々、私は青年に出会っている。

参考文献

第一章

(1) 笠原嘉『青年期』(中央公論社、一九七七年)
(2) H・S・サリバン『現代精神医学の概念』(中井久夫、山口隆訳、みすず書房、一九七六年)
(3) 沢木耕太郎『象が空を』(文藝春秋、一九九三年)
(4) 鶴見俊輔「好みの問題」(『鶴見俊輔集一〇 日常生活の思想』筑摩書房、一九九二年)
(5) 富田倫生『パソコン創世記』(旺文社、一九八五年)
(6) 三浦泰生『高校教師に何ができるか』(三一書房、一九七〇年)

第二章

(7) 村上伸治「診察室外の諸活動における体験──『動き』と『抱え』」(青木省三編著『青年期精神科の実際』新興医学出版社、一九九二年)
(8) 林俊治、青木省三「緘黙を呈した不登校児に対する物語を利用した治療の試み」(『精神療法第二〇巻』五三─六二頁、金剛出版、一九九四年)
(9) 青木保『御岳巡礼──現代の神と人』(筑摩書房、一九八五年)
(10) 加藤秀俊『人生のくくり方──折目・節目の社会学』(日本放送出版協会、一九九五年)
(11) 片倉もとこ『「移動分化」考──イスラームの世界をたずねて』(日本経済新聞社、一九九五年)
(12) 「地球の歩き方」編集室『地球の歩き方(1)ヨーロッパ』(ダイヤモンド・ビッグ社、一九九五年)
(13) 岸本英夫『死を見つめる心』(講談社、一九六四年)

(14) 大重弥吉追悼文集編纂委員会編『一期一會』(一九九六年)

第三章

(15) J・ザイク『ミルトン・エリクソンの心理療法――出会いの三日間』(中野善行、青木省三監訳、二瓶社、一九九三年)

(16) S・ローゼン『私の声はあなたとともに』(中野善行、青木省三監訳、二瓶社、一九九六年)

第四章

(17) クーランダー、レスロー『山の上の火』(渡辺茂男訳、岩波書店、一九六三年)

(18) 波平恵美子『病と死の文化――現代医療の人類学』(朝日新聞社、一九九〇年)

(19) 西尾実・安良岡康作校注『徒然草』(岩波書店、一九二八年)

第五章

(20) 今江祥智『海の日曜日』(講談社、一九八二年)

第六章

(21) 村瀬孝雄編『内観法入門――安らぎと喜びにみちた生活を求めて』(誠信書房、一九九三年)

(22) 高田広之進「専光坊で『内観』を体験して」(第九回岡山内観懇話会資料、一九九五年)

(23) 堀井茂男「私信」内観療法、アルコール依存症の治療をはじめとして多くの教示を受けた。

(24) 波平恵美子『脳死・臓器移植・がん告知――死と医療の人類学』(福武書店、一九八八年)

(25) 上田紀行『スリランカの悪魔払い――イメージと癒しのコスモロジー』（徳間書店、一九九〇年）
(26) E・H・エリクソン『自我同一性』（小此木啓吾訳編、誠信書房、一九七三年）
(27) V・E・フランクル『夜と霧』（霜山徳爾訳、みすず書房、一九六一年）
(28) 中村元『人生を考える』（青土社、一九九四年）
(29) 高史明『いのちの優しさ』（筑摩書房、一九八一年）

第八章

(30) F・E・H・バーネット『秘密の花園』（茅野美ど里訳、偕成社、一九八九年）
(31) 沢木耕太郎『深夜特急3　インド・ネパール』（新潮社、一九九五年）

全章を通して

(32) 中井久夫『中井久夫著作集・精神医学の経験、全3巻および別巻』『中井久夫著作集・精神医学の経験、第2期全3巻および別巻』（岩崎学術出版社、一九八四年から）
(33) 神田橋條治『神田橋條治著作集――発想の航跡』（岩崎学術出版社、一九八八年）
(34) 村瀬嘉代子『子どもと大人の心の架け橋』（金剛出版、一九九五年）

旧版・あとがき

医師や教師と呼ばれる人たちに対して、人はさまざまな期待をこめたイメージをもって出会っている。たとえば青年の心理療法やカウンセリングは、人格的に優れた「成熟した」治療者が、問題や症状をもつ「未熟な」青年に「何か」を行なってくれるものという期待がある。

しかし、少なくとも私の場合は違っていた。私は生物学的には中年と呼ばれる年齢であるが、未だに青年期の悩みを引きずって生きている「不完全で」「未熟な」人間である。それを私の問題として捉え、自分を変えなければと思っていたときもあるが、ある時から、そこに自分はしっかりと立つべきであると思うようになった。もちろん自分を磨く努力は常に惜しまぬつもりだが、自分が「不完全で」「未熟な」人間であるということを治療者としての私の基本に据えたのである。それぞれの人にはそれぞれの輝き方があると思うようになったと言いかえてもいい。

そうすると不思議と、青年との関係が、落差のあるものから、よりなだらかなものへと変化してきたような気がする。「少し頼りないな。この人に全部まかせる訳にはいかないぞ……」と感じさせる治療者になったとでもいおうか。その分だけ青年が「自分もしっかりしなくっちゃ」という気持ちを持つようになったように思う。治療者が頼りない分だけ、青年がしっかりする。そのような関係を、「破れ鍋・綴じ蓋」関係と本書で呼んだ。

青年が「元気になる」には、いくつもの道すじがある。私はさまざまな道があることを青年とおとなたちから教えてもらったように思う。護られてはいるがおとなの目が充分には届かない「たまり場」、ものごとを異なった視点から見ることを可能にする「旅」、青年をゆるいつながりで支える「柔らかな枠」……その中で青年はさまざまな体験をする。それらの体験がまた、心理療法やカウンセリングをも豊かにしていく。

そのような青年とおとなたちとの出会いの中で、体験し、実感したことを記したものが本書である。私が体験したさまざまなことがらが、心の中に長くとどまり、時間の中で変容し、ゆっくりと私の言葉となった。私の悩みや迷いが言葉になったといってもいい。

「みんな、迷いながら、悩みながらやっているんだな」とわかると、少し元気がでる。そして「それで、いいんだな」と思えてくる。そんな本になればと思いながら綴った。本書が、同じように迷いながら、悩みながら歩んでいる青年と、親、教師、そして治療者と呼ばれるおとなたちへの、何らかの応援になることを心から願ってやまない。

筆をおくにあたって、私の出会った青年とおとなの人たちに心より感謝を申し上げる。ただし、本書に記した青年たちは、実在する青年ではない。たくさんの青年との思い出をもとにしながらも、あくまでも私が創作した架空の青年たちである。

また、これまで思春期外来を共にしてきた鈴木啓嗣、塚本千秋、中野善行、太田博子氏をはじめとする同僚諸氏に感謝する。これらの人たちとのつながりの中で、私は自身が「たこ壺」の中に入り込み、自らの頭の中で堂々巡りをすることをさけ、新鮮な刺激を絶えず受けることができた。

最後に、本書の企画、立案から完成まで言葉に尽くせぬお世話になった岩波書店編集部の岩永泰造氏に心よりお礼申し上げる。岩永氏との対話は、ものごとを異なった角度から眺め、考えをより深める契機となり、とても貴重なものであった。

一九九六年三月、寒さが和らぎ春の訪れを感じさせる日に

青木省三

本書は一九九六年五月に、岩波書店より刊行された。

新装版・あとがき

　生来、人間関係も身体運動も不器用な私は、ぎこちなく学童期・思春期を生きてきた。紆余曲折を経て精神科医になった後も、これで良いのだろうかと迷いながら、診療を続けてきた。やがて、さまざまな形で孤立し孤独に生きている青年たちが元気になっていくのを見ているうちに、青年が変わるには人との出会いや居場所に支えられることが大切と感じるようになった。人との出会いや居場所を得ると、青年は生き生きとする。

　本書は、私が精神科医になっての二〇年を振り返りながら記したものである。若い人に兄貴的な感覚で出会い自分では助けているつもりでいたが、ずいぶん助けられていることも多いと気づいた。治療や支援は誰かが誰かを一方的に助けるというものではなく、助け・助けられるという双方向的なものではないかと思うようになった。もちろん、助けるのが多いほうを主治医や治療者と呼び、少ないほうを患者さんやクライエントと呼ぶのではあるが、双方は似たような悩み苦しみをもっていて、それほど違わない存在であるとも思うようになった。

　私は今も、日々、青年の治療や支援に携わっており、本書で述べた私の基本的な考え方は変わっていない。孤立し孤独に生きている青年たちが変化する契機は、人との出会いや居場所に支えられることにあるのではないかと、今も考えている。社会が変わっても生身の青年の悩みは変わらないところがある。本書が、青年やご家族、そして青年の支援に携わっている人々に、何らかの示唆を与えるものになれば、望外の喜びである。

編集部からの提案で、本書の巻末には、本書および『思春期の心の臨床』(金剛出版、二〇〇一年)への村瀬嘉代子先生、安永浩先生、滝川一廣先生の書評と、それだけでなく私の人生の転機ともなった中井久夫先生、清水將之先生からの推薦状(一九九七年)を掲載させていただいた。いずれも、私自身が先達・先輩たちから教えられ励まされ支えられたと感じ、その後も臨床を続ける力をもつことができた思い出深いものである。先生方には、改めて心より感謝申し上げる。

日本評論社からは、本書と共に『僕のこころを病名で呼ばないで』『時代が締め出すこころ』の二冊も復刊していただくことになった。この三冊はそれぞれ一九九六年、二〇〇五年、二〇一一年に記したもので、間隔はあいているが、私の中では連続しているものである。時代の変化の中で、さまざまな人に出会い、多様な現象を見るにつれて、私自身の少しずつ変容している部分と通底している部分をわかっていただけると幸いである。三冊の本を通してみると、もがきながら生きてきた私の軌跡もぼんやりと浮かび上がってくる。多くの若者とともに、何とか私も生き延びてきたのだと思う。

改めて、これまで出会った多くの若者や大人たち、そして先輩、同僚、後輩、友人たちにお礼申し上げる。皆様との出会いなしに、臨床を続けることはできなかったし、自分自身を深めることもできなかったと考えている。また、このような機会を与えて下さった日本評論社編集部　遠藤俊夫氏には、長年に渡る親交の中で、励まされただけなく、いろいろなことを深く考える機会をいただいた。

改めて心から感謝申し上げる。

二〇一六年六月、梅雨の合間にふっと現れた明るい日差しの中で

青木省三

青木省三／精神科外来シリーズ特別付録①

青木省三——人と作品

本稿は、本シリーズの復刊・新装版刊行にあたり、それぞれの解説にかえて、これまで青木省三氏の著作になされてきた書評や解説等を中心に、おおむね年代順に編集部が配列したものである。本シリーズ以外の著作への言及も多く含まれているが、それぞれの語りは、そのまま青木省三氏の人物像や臨床感覚のくわしい解説ともなっている。本書への転載をご快諾いただいた諸誌・諸氏にあつく御礼申し上げます。

（編集部）

『思春期　こころのいる場所──精神科外来から見えるもの』（岩波書店、一九九六年五月）

評者・村瀬嘉代子

題名と著者が精神科医であることから、この本を思春期の人々の精神的特質と彼らの呈する様々な問題への対応を説く専門書と受け取られるかもしれない。ところがこの本は、いわゆる技法について述べるよりも、臨床実践に裏打ちされた青年期臨床の「こころ」を語ることによって、昨今の時代を覆う深い霧のような閉塞感に向かって、生きる希望と知恵をあたかも一条の光のように射しかけているのである。

子どもの問題というのは、とりもなおさず大人や社会、時代のありようを投影したものであり、それについて真摯に考えるということは、単にハウ・ツー式対応を編み出すことに止まらず、大人自身がよきことも悪しきことも含めて己の内を真摯に見つめる営みが基本に求められる。本書は読み手に、自分自身の経験や思索の跡と重ねながら、共感を覚え、納得した想い、さらには課題を抱かせる。それは述べられている内容が、ことごとく著者自身の経験に照合され、著者の身体をくぐらせて後、それを対象化して考える、そしてその中に普遍的要素を見いだす、という過程を経たものだからである。

目次に従い、内容をながめてみよう。

第一章・たまり場：子どもの発達や精神の癒しにとってたまり場の持つ意義が語られ、ご自身が治療の中で、たまり場を適用される（大学病院の中で！）にいたる興味深い経緯が語られている。

第二章・治療としての旅：人生での様々な出会いと別れ、この一つ一つが旅である、小さな出会いと別れの一つ一つを大切にすることが大きな別れ、旅の準備となる。

第三章・引き継ぐということ

第四章・ベテランという「落とし穴」

第五章・支える人たちの疲労

第六章・生かされて生きる：「心理療法であれなんであれ文化を輸入するには限界がある。本来その時代と文化を背景に生彩をもって効果的であった概念がその背景抜きに静的なものになり、それを通して青年を見るという固いレンズになってしまうことはないであろうか」と、著者は日本で創始された内観療法や森田療法について言及し、さらには祈禱やお払いにまで触れている。あらゆることに開かれた態度とよい意味での好奇心にあふれ、対象を公平な複眼の視野で捉え、そこから活かせるものはないかというのが著者の姿勢である。たとえば、思春期外来担当者の研修会で、由緒ある寺院の僧侶を招いて祈禱やお払いについて講義を聴き、「優れたお払いや祈禱をする人は、その効用や限界、副作用について知悉されている」とある。内観療法や森田療法の「こころ」が平素の診療にも巧みにさりげなく活かされているのである。

第七章・柔らかな枠：数度の渡英によって研究した英国の青年期精神医療の光と陰、その推移を参照しつつ自らの臨床を逆照射し、「青年にとっての枠は人間関係の絆、それも包囲網や柵ではなく、柔らかく受けとめ、時にははみ出すことすらも可能にする網である。青年の周囲の大人はゆるやかな連携を心がけたい」と述べられている。

第八章・おわりに：「……青年が一人立ちしていく道のりは、大人に少しずつゆっくり、じっくりとがっかりしていく過程でもあるのだろう。精神科医などの大人は、青年にとって悩みをうけとめるためのクッション、それも少しほころびかけた……」とある。

この本の基底には、次のような姿勢が貫かれている。

「青年期、とても死ぬのが怖かった私は夜、震えながら暗闇の彼方を見つめつつ考えた。本当に大切なもの、死を前にして大切なものとは？　金や物、名や地位、こんなものは死を前にして何の価値もない、人の思いや心配してくれる気持ち、それは死を前にしても色あせずに大切に思えるのではないか……、思いや気持ちを大切にしながら生きて生きたいと思った……」。

読み終えた時、ある哲学者の言葉、「たとえ明日が世界の終わりでも、それでも私はリンゴの木の苗を植えるでしょう」が、静かに高鳴って私の内から聞こえてきたのである。

（初出「ほんとの対話」『こころの科学』七二号、九九頁、一九九六年三月）

「推薦書」（川崎医科大学精神科学教室教授選考時、一九九七年三月）

氏名　青木省三

上記の者は、平成四年来五年にわたり神戸大学医学部大学院（非常勤）講師を勤めて、大学院生に多大の感銘を与えてきました。貴大学精神医学教室を主宰し、これを発展させるにふさわしい精神医学者として、卒爾ながら推薦させていただきます。

同君は、熱意をこめ、非常にわかりやすい言葉で、しっかり自分の考えを踏まえて講義し、決して偉そうぶることはありません。聞く者にやる気を起こさせます。学生に愛されるセンスのよい教育者であり、何よりもまず、同君は、今もナイスな青年の心を持ちつづけて、気取らず、積極的で、何ごとにも全力投球する人です。平成九年度もぜひきていただこうと教室の皆が思っております。かねて医学教育を重視してこられた貴人学教授として適任ではないかと愚考いたします。得難い人材です。

むろん、彼は非常にすぐれた臨床家であると思います。やさしく、丁寧に、熱心に、そして患者にパワーを与えるような診察ではないかと推察します。卒後三年ごろ、神戸大学に赴任したばかりの同君は、疑問に思っていた症例を私に質問され、何時間討論したでしょうか、新幹線の最終便に間に合わず、ついに単身赴任中だった私の下宿に泊まって、朝九時からの外来に間に合うように初発の列車で帰ってゆかれました。この挿話が私に強い印象を与えました。何と率直で素直でひたむきな青年医師だろうと思いました。それが若い日の同君であり、以来、私は彼の成長を余所ながら見守ってまいりました。

本年三月五日、私の最終講義を聴く中に彼の姿がありました。講義の中に私は未発表のデータを三つ織り込んでおいたのですが、それを看破して私に告げたのは彼だけでありました。相変わらずよく勉強しているなと思いました。

もちろん、学会発表、論文、著書も読んで、専門を同じくする私どもの児童精神科医も私も高く評価しておりますが、それ以上のサムシングを私なりにお伝えしたい次第です。

最後に、同君をはぐくんだ岡山大学精神医学教室とその同門の研究と臨床の伝統と水準と姿勢とを私どもがかねてから尊敬し、評価していることを申し添えて、推薦の辞を終えさせていただきます。

平成九年三月二四日

学長　勝村達喜　殿

神戸大学医学部精神神経科学教室

教授　中井久夫

（青木氏個人蔵）

「推薦書」（川崎医科大学精神科学教室教授選考時、一九九七年三月）

氏名　青木省三　殿

上記の方は、私がもっとも信頼を寄せている青年期精神医学研究の学徒です。また日本における青年期精神医学を創始した者として、私はこの領域における次代の指導者として青木省三氏を位置づけております。加えて、もう青木学派と申して宜しいのでありましょう、青木氏の研究室に集う若い臨床医たちが揃って優れた臨床技量を発揮していることは、青木氏が後進の指導能力に恵まれた方であることを明瞭に証明していると申せましょう。

そのような理由より、私が編纂して改定増補を行ってきました青年期精神医学の研究書を再改定するに際して、この領域の指導者世代交代を示すために、青木省三氏を主編纂者とし、私は副編纂者に下がって、内容も一新させることができました。

一九九四年より青木氏は私どもの学会の理事に就任しております。そこで、青木氏が持つバランス感覚と幅広い展望の確かさを見せて頂きました。本学会関係では、一九九五年一一月に岡山市で開催された第三六回総会の事務局長を青木氏が担当なさり、近年にない盛況裡に終えることができ、青木氏の企画力・統率力が遺憾なく発揮されました。

以上の理由により、青木省三氏を貴大学精神医学講座の担当者として推薦致します。

平成九年三月二四日

学長　勝村達喜　殿

日本児童青年精神医学会理事長
三重県立小児心療センターあすなろ学園長
清水將之
（青木氏個人蔵）

『思春期の心の臨床—面接の基本とすすめ方』（金剛出版、二〇〇一年一〇月）

評者・滝川一廣

思春期臨床に秀でた精神科医は、しばしば、その臨床キャリアのごく早い時代に思春期患者に出会っている。たまたま診たというのでなく、明けても暮れても診ていたような経験を通して出会ったという意味において。著者はそうしたひとりだろう。

臨床の世界におずおずと足を踏み入れた瑞々しい時代。この世界で自分はやってゆけるだろうかの不安。なにかをなせるはずだ、なしたいという願い。人間のこころや人間の人生が未知をはらんだ謎とみえ、「精神医学」はその謎に近づく道を教えてくれるのではないかの期待。それらをひっくるめて、柔らかな感受性の産毛に包まれていた時代を、どの精神科医も潜ってきている。

この産毛の時代に思春期の患者と出会う体験には掛けがえのなさがある。臨床家としての成長のプロセスが、対象としている思春期の成長のプロセスと重なりあい響きあう体験となるためだろう。治療者はみずから「青年期」として、思春期患者に出会っていると言ってもよい。本書は、まさにこうした体験から生まれたものにちがいない。

すでに修練を経た臨床技法を手に、あるいは体系化された精神医学概念をひっさげて、それをもって思春期患者に臨む臨床家もいる。むろん、そこにもまた優れた臨床家がいるけれども、こちらはどちらかといえばテクニシャンないしアカデミシャンとしての優秀さというニュアンスが前に出る気がする。対比的にいえば、みずからは「おとな」として思春期に出会うところから体験を立ち上げた臨床家である。

本書は、思春期治療のテクニカルな「技法書」とも、思春期精神医学のアカデミックな「研究書」ともいささか異なったスタイルで書かれている。しかし、いわゆる「啓蒙書」ともちがう。精神科医としての自己形成の歩みと思春期という成長過程への関与とを響きあわせつつ臨床を培ってきた者にはじめて可能な、エッセンシャルな「思春期臨床論」が本書なのである。

著者は、思春期臨床の勘どころ、思春期患者の面接の基本、かれらの集団体験の治療的意味とそのサポート、精神療法を学ぶとはどういうことか、さらに不登校、対人恐怖、境界例、摂食障害、ヒステリー（転換性障害、解離性障害）、強迫性障害、不安など個別的な臨床像の理解と援助について、広く網羅しながら、こまやかに述べている。論述の大きな特徴は、思春期とはいかなるときなのか、その心性や成長の道筋はいかなるものなのか、このふたつの主題に著者の視線がたえず注がれ、いつもそこが発想の起点となり、また帰点となっているところにある。

本書には治療的関与や面接におけるさまざまな工夫が具体的・実践的に述べられている。著者はそれを技法論的なストラテジーの視点よりも、思春期というときにとってどんなこころ配りが大切かという視点から語ろうとする。個別的な臨床像の奥に潜む心理力動についても著者は述べる。けれども、それらをその病気や障害のもつ病理として捉えるのでなく、思春期というときのはらむ必然的でもあり成長の芽でもありうる心性の現れとして捉えてゆく。そのしなやかなまなざしに読者は多くを教えられると思う。思春期というときの姿が、繊細かつ生き生きとした像を結んで伝わってくるのである。

こうしたまなざしに、著者が臨床家としての「青年期」を思春期患者と出会い続けてきた体験の厚みがうかがわれる。また、著者自身の児童期から青年期にかけての実体験も語られる。「たまり場」の工夫につながってゆく駄菓子屋やお好み焼き屋の思い出、若い医者仲間のお喋りや自由な勉強会がいかに支えになったか、など。思春期的・青年期的な仲間世界である。しかしそれとともに、二十年を越す臨床の年輪を重ね、いつしか指導的な立場に身を置き、「おとな」の臨床家としての成熟を著者は迎えている。

この成熟は穏やかな現実性の姿で現れる。たとえば思春期への治療的介入は「できる限り短期間の浅い介入を原則としたい」(p39)と著者は述べる。この姿勢は本書を流れる基調となっている。誤解はないと思うが、けっして手抜きの奨めではない。分をわきまえた介入をという節度であり、現実のなかでできること・できないことをきちんと分けるリアリズムであり、思春期の成長力への信であり、すべてを「専門家」が引き受ける社会より家庭や地域の日常の場で援助や解決をなしうる社会のほうが成熟した社会だという社会認識であり、また人間の日常性がはらむものへの畏敬でもあろう。

年輪の重なりにつれ、人生の長いタイムスパンや日常の大きなひろがりの相のなかで、思春期という時期があらためて見えてくる。通勤の道すがら眺める町並みや田んぼ、そして人々が渡ってゆく橋の風景への愛を、著者は語る。「風景は思い出と重なり、人の前に立ち現れてくる。風景は急には変わらない。しかし、日々の生活の中で思い出が積み重ねられ、風景は異なって見えてくる。青年たちの、周囲のおとなたちの、そして私の目に映る風景が、少しでもあたたかい平和なものになることを願いながら、今日も橋を渡っている」(p216)。ありふれた風景をそのつど瑞々しく感受する「青年」の眼と、さりげない風景に滲む人々の過ぎ越し行く末をいとおしむ「おとな」の眼。人生とは(いろいろ労苦は多くても)捨てたものではない。著者は思春期の患者たちにそう語りかけ、またみずからにも言い聞かせるのである。

(初出『児童青年精神医学とその近接領域』四三巻一号、九五頁、二〇〇二年二月)

『思春期の心の臨床――面接の基本とすすめ方』（金剛出版、二〇〇一年一〇月）

評者・村瀬嘉代子

著者は折にふれてさりげなく、しかし決然として仰る。《大事だと思われることは時々確認しなくてはと思うのです》と。それは以下のように集約されよう。《精神療法（この場合広義に心理的援助ともいえようか）とは特殊な技術とみなされやすいが、日常生活において悩み、苦しんでいる人の苦痛を軽減しようと願う営みが、時間の中で磨かれ、結晶化したものと考え得る。だから「〇〇療法」とはいくつかある人へのかかわり方の「ひとつ」を純粋培養的に発展させたということである。それは人へのかかわり方の幅という意味では狭くなるという後退であり、ある一つのかかわり方という意味においてはより深くなる。「〇〇療法」という名前を持ったとき、それは狭さと深さの両面を持つ。そもそも精神療法とは本の中に記されているものでも、治療者の頭の中にあるものでもなく、治療者の存在や振る舞いの仕方に体現されるものである。したがって、精神療法をマニュアル化して行おうとすることは厳に慎みたい》

本書は将に著者が臨床の基本、いやむしろ「原点・いのち」と考えられる内容を今日の時点で結晶化されたものである。「思春期外来から見えるもの」と題した序章に、「一回限りの人生をその人なりに楽しんで生きている人に出会うこと、それこそがよい薬なのだ。……私を含めて、おとなはいつも問われているのだと思う。あなたは自分の人生をあきらめていないかと」と記されている。この「楽しんで生きる」ということは、決して面白おかしく享楽的である、ということを指すのでは無論あるまい。それは、色濃い不透明な閉塞感に包まれる時代にあって、ペシミズムにも、ナルシシズムにも陥らず、現実を引き受けて自分の生をたしかに享受すること、しかも不自然に力まないで、ということなのであろう。誰にもわかりやすい平明な文章で記されているが、昨今盛んなハウ・ツー式の記述ではなく、本質的な問いかけが随所になされている。読者はおのずと自分で考え、自分のあり方を問うようになろう。

第Ⅰ部　思春期臨床の基本的視点　では青年の呈しているのは「問題」か「病気」かについての慎重的確な検討の必要性が述べられ、ことにICD－10やDSM－Ⅳの安易な適用は、多くの青年が病気や障害ということになる、と貴重な警告がなされている。さらに、実践に裏打ちされたこなれた表現で、青年の内的世界と現実、支持的精神療法の意義、集団体験の大切さとそれを提供する工夫が語られている。

第Ⅱ部　思春期の面接現場から　では、治療と援助の実際が、「面接のすすめ方」「青年期患者に対する森田療法的アプローチ」「不登校」「境界例」「摂食障害」「ヒステリー――転換性障害を中心に」「強迫性障害」「青年と不安」という項目のもとに事例をあげながら、なるほどそうだ、と初心者もベテランもそれぞれが自分に引き受けて考えさせられるように述べられている。

とりわけ、面接のすすめ方についての叙述は、治療場面を訪れる人の微妙なこころの揺らぎに膚接しながらどのように理解を進めるのか、的確にそのポイントの機微が語られている。思春期を対象とする臨床家ばかりでなく、すべての人に参考になろう。

そして、精神療法、心理療法の学習法として、まずはよき先達の何気ない振る舞いをも含めて見習うこと、次いで視野を広げ、技の多様さを共同学習、相互学習で学ぶ、この上に特定の理論や技法の修得がなされるべきであると述べ、初めから一つの方法論に拘ったり、マニュアル指向になることが戒められている。

ところどころに挿入された、「孫子」「寺山修司の『戦後詩』」「古事記」「ヒポクラテスの『医師の心得』」「マルクス・アウレリウスの『自省録』」「モリエールの『病は気から』」等からの抜粋や、著者の手になるほのぼのとした味わいのカットがさりげなく本文の理解を助けかつ楽しませてくれる。孫子の戦争哲学に「最高の勝利というのは勝利に見えないようなあたりまえのものである」とあったように思うが、著者の説く臨床と通底するのではあるまいか。

（初出『こころの科学』一〇二号、一三〇頁、二〇〇二年三月）

『思春期の心の臨床―面接の基本とすすめ方』（金剛出版、二〇〇一年一〇月）

評者・安永　浩

精神科の臨床は、心と物質のすべてを含み、世界と同じほど広大である。汲み尽くすことができない。限りある力で立ち向かうのだが、ともすれば無力感、或いは逆に無知による優越感、或いは又強迫的当惑感など、さまざまな罠に陥りやすい。

指導書にもそれぞれの特徴があって、或るものは明快に構造化し、或るものは深く細かい部分を、或るものは意外な逆説性で、臨床家を助けてくれる。何れにしても合理性（客観、「パターン」B）の追求と共に、無合理（主観、「パターン」A）の生動が、それも大きな割合で、不可欠の前提であり、細部は普遍と呼応しあい、互いに浸透しあう。その入り混じり方で個性もさまざまに現われることは、芸術にさまざまな個性があって、どの一つが正しいなどといえないのと同じことである。

こんな大きなことを先ず書いたのは、一つの書評をするにしてもそんな視野からものを感じてゆきたかったからである。私は先ず本書の序文を読んだ。そこには「……ある時から自分は「不完全」な治療者とこころを定め……」「治療者の迷いや戸惑いをすっきりと整理するのではなく、迷いや戸惑いを抱きつづけることこそがたいせつであると……」「親や教師などにも、まるで本に書いてあるような、しかし実際にはできない助言をするのではなく、その人たちがあまり無理をしないでできることは何かと考える……」とあった。これはまず、私の気持をほっとさせ、おちつかせる言葉だった。私はついで、（私の関心から）本書三分の一位のところにある「集団体験について」の章を読んだ。そこでは「待合室」や「たまり場」といった懐かしい概念と雰囲気が、まず読む私を包んだ。これらはグループ治療の根本理念にも関係する。さらに思春期の総論、ついで病態各論を読んだ。

すべて序文に書かれたことは一貫していた。肩肘はらず、等身大でやわらかく、しかもふと教えられたり、思い出させられることや言葉がいたるところにあった。（私は読みながら下線を引く習慣があるが、終わってみると近年読んだ中では最も大量の下線だった。）芸術に喩えれば良質のデッサン集を見終った感じだった。あとがきがまた良い。読み落さないように、とおすすめする。

（初出『精神療法』二八巻三号、一〇三頁、二〇〇二年）

青木省三（あおき　しょうぞう）

1952年　広島市生まれ。
1977年　岡山大学医学部卒業。
1993年　岡山大学神経精神医学教室助教授。
1997年　川崎医科大学精神科学教室教授。
著　書　『精神科臨床ノート』『精神科治療の進め方』（以上、日本評論社）、『ぼくらの中の発達障害』（ちくまプリマー新書）、『新訂増補思春期の心の臨床』（金剛出版）ほか、編著書多数。

●精神科外来シリーズ

思春期《ししゅんき》　こころのいる場所《ばしょ》

2016年8月25日　第1版第1刷発行

著　者――青木省三
発行者――串崎　浩
発行所――株式会社　日本評論社
〒170-8474　東京都豊島区南大塚3-12-4
電話 03-3987-8621(販売) -8598(編集)
印刷所――港北出版印刷株式会社
製本所――株式会社難波製本
装　幀――駒井佑二
検印省略　© Shozo Aoki 2016
ISBN978-4-535-98439-4　Printed in Japan